# 呼吸器診療
ここが
「分かれ道」

倉原 優
国立病院機構近畿中央胸部疾患センター 内科

医学書院

著者略歴

倉原　優（くらはら　ゆう）
国立病院機構近畿中央胸部疾患センター内科医師．2006年滋賀医科大学卒業．洛和会音羽病院での初期研修を修了後，2008年より現職．日本呼吸器学会呼吸器専門医，日本感染症学会感染症専門医，インフェクションコントロールドクター．自身のブログで論文の和訳やエッセイを執筆（ブログ「呼吸器内科医」：http://pulmonary.exblog.jp/）．


呼吸器診療　ここが「分かれ道」

発　行　2015年4月1日　第1版第1刷Ⓒ
　　　　2015年6月1日　第1版第2刷
著　者　倉原　優
発行者　株式会社　医学書院
　　　　代表取締役　金原　優
　　　　〒113-8719　東京都文京区本郷1-28-23
　　　　電話　03-3817-5600（社内案内）
組　版　朝日メディアインターナショナル
印刷・製本　大日本法令印刷

本書の複製権・翻訳権・上映権・譲渡権・公衆送信権（送信可能化権を含む）は（株）医学書院が保有します．

ISBN978-4-260-02135-7

本書を無断で複製する行為（複写，スキャン，デジタルデータ化など）は，「私的使用のための複製」など著作権法上の限られた例外を除き禁じられています．大学，病院，診療所，企業などにおいて，業務上使用する目的（診療，研究活動を含む）で上記の行為を行うことは，その使用範囲が内部的であっても，私的使用には該当せず，違法です．また私的使用に該当する場合であっても，代行業者等の第三者に依頼して上記の行為を行うことは違法となります．

JCOPY　〈出版者著作権管理機構　委託出版物〉
本書の無断複製は著作権法上での例外を除き禁じられています．複製される場合は，そのつど事前に，出版者著作権管理機構（電話　03-3513-6969，FAX 03-3513-6979，info@jcopy.or.jp）の許諾を得てください．

# 序

　私はブログ「呼吸器内科医」(http://pulmonary.exblog.jp/)で論文の和訳・紹介やコラム・エッセイなどを書いています．主に医師向けのブログですが，当院にローテートしてきた研修医の方々も「ブログ，見ています」と声をかけてくれることが多くなりました．「医療従事者が患者さんに幸せを還元できるようなブログでありたい」という思いで，できるだけ毎日更新するよう心がけています．本書も，決して医療従事者のためだけに書いたのではなく，目の前の患者さんによりよい医療を提供できればという思いで筆を執りました．

　私が研修医の頃，「エビデンスは教科書に書いてあるけど結局のところ指導医はどうしているの？」と悩む場面がたくさんありました．リサーチクエスチョンというほど崇高なものではなく，日常臨床に遭遇する素朴な疑問です．もちろん，この本を読んでいる方々のなかにもそういう疑問を抱いている人がいるかもしれません．日常臨床には，無数に「分かれ道」が存在します．医療とは，その決定の連続です．その分かれ道のいずれかが正解かもしれない，あるいは両方とも正解かもしれない．進んでみないとその先が見えない道だってあります．私もこれまでにたくさんの分かれ道を経験してきましたが，その全てが正解だったとは思いません．本書で紹介する分かれ道は，呼吸器臨床でよく遭遇する，ありふれたものです．状況によってはどちらの選択肢も正解かもしれませんが，ここでは私の個人的な見解に基づいて，その思いを書き綴っています．

　本書の刊行にあたり，出版に尽力いただいた医学書院の北條立人氏に心より感謝申し上げます．原稿は，妻の里帰り出産中に書き上げることができました．妻の実佳子，長男の直人，次男の恵太にも感謝しています．ありがとう．

2015 年 2 月<br>
近畿中央胸部疾患センター　内科<br>
倉原　優

呼吸器診療 ここが「分かれ道」

# CONTENTS

## 第1章 徴候・身体所見　　1

1. 呼吸困難感を指導医に伝えるためには？ ─── 2
2. 呼吸困難感を和らげる薬剤を求められた！ ─── 7
3. 咳嗽の特徴から疾患を鑑別するには？ ─── 14
4. これは咳喘息ですか？ アトピー咳嗽ですか？ ─── 21
5. 咳嗽を和らげる薬剤を求められた！ ─── 28
6. 大量の喀痰，鑑別診断は？ ─── 33
7. 喀痰を和らげる薬剤を求められた！ ─── 38
8. 血痰が出た！ ─── 43
9. 喀痰抗酸菌塗抹が陽性に！ すぐに結核病棟のある病院へ紹介するべきか？ ─── 47
10. 慢性呼吸器疾患の患者さんの $SpO_2$ が低下してきた！ ─── 51
11. 縦隔リンパ節が腫大していた！ ─── 55
12. 腫瘍熱か，感染症か？ ─── 61
13. 聴診で fine crackles を聴取したら考えるべき疾患は？ ─── 66

## 第2章 閉塞性肺疾患　　73

1. 救急搬送された患者に wheezes を聴取。喘息発作？ COPD 急性増悪？ ─── 77
2. 喫煙は寿命を短くするか？ ─── 83
3. コンプライアンスの維持にはどの吸入ステロイド薬がよいか？ ─── 87
4. 気管支喘息の吸入薬は合剤でよいか？ ─── 90
5. 喘息発作時に使用する SABA の製剤はどれがよい？ ─── 96
6. 吸入薬は pMDI と DPI のどちらがよいか？ ─── 99
7. ICS はステップダウンしてもよいのか？ ─── 106
8. 喘息発作・COPD 急性増悪のときの全身性ステロイドは全例リンデロン® が正しい？ ─── 110
9. COPD に吸入ステロイド薬は有効なのか？ ─── 115
10. ロイコトリエン拮抗薬の使い方とは？ ─── 120
11. COPD におけるテオフィリンの使い方とは？ ─── 124

## 第3章 間質性肺疾患　129

1. 間質性肺疾患の急性期と慢性期を分けて考える！ ── 130
2. 特発性肺線維症の治療は？ ── 136
3. CTで間質性肺炎像アリと言われたら？ ── 141
4. 特発性肺線維症の急性増悪に対してステロイドパルスを投与するべきか？ ── 146
5. 呼吸器内科でステロイドパルスを用いるタイミングは？ ── 150
6. 慢性間質性肺疾患の鑑別は可能？ ── 157
7. 間質性肺疾患におけるステロイドの減量方法は？ ── 163
8. KL-6が上がっていたら間質性肺疾患？ ── 168

## 第4章 肺がん　175

1. 間質性肺疾患を合併した肺腺がんの治療は？ ── 176
2. 肺がんが確定した後に禁煙しても無駄？ ── 180
3. 下顎呼吸から死期を推定できるか？ ── 184

## 第5章 その他の分かれ道　189

1. 気管支鏡後の気胸に対して胸腔ドレナージは必要か？ ── 190
2. 胸水は全部抜く？ ── 194
3. 穿刺困難な少量胸水を抜くテクニック ── 197
4. 高齢者でQFTは役に立つのか？ ── 201
5. ステロイドを投与時にQFT陽性ならば，全例LTBIの治療適応か？ ── 205
6. スリガラス影と網状影，どっち？ ── 210
7. 消えない緑膿菌 ── 216
8. じん肺？　非じん肺？ ── 221

| 9 | 胸部レントゲン写真を見たら，肺がんと結核を疑う!? | 226 |
| --- | --- | --- |
| 10 | 若手医師が苦手な「小葉中心性」と「ランダム分布」 | 230 |
| 11 | 医師が使う日本語は古風？ | 236 |
| 12 | 医学論文はなぜ若手医師に嫌われるのか？ | 241 |

## ☕ Column

| 呼吸困難？　呼吸困難感？　呼吸苦？ | 6 |
| --- | --- |
| 気道可逆性試験とは？ | 20 |
| 咳喘息に対する吸入ステロイド薬（ICS）の投与期間 | 27 |
| 隠れた鎮咳薬・ハチミツ | 32 |
| 桜の木が痰に効く | 42 |
| 塗抹陰性，PCR陽性 | 50 |
| wheezesの分類はマイナー？ | 82 |
| バランスのとれたICSとは？ | 89 |
| 全ての吸入薬は5秒間息止めするものと覚えてよい | 98 |
| 4時間以内のコーヒー摂取歴には注意！ | 128 |
| 癌という漢字の意味 | 179 |
| 臨死体験 | 187 |
| Subpleural curvilinear shadow | 215 |

| 本書に出てくる略語一覧 | 247 |
| --- | --- |
| 索引 | 249 |

表紙デザイン：遠藤陽一（デザインワークショップジン）

# 第 1 章
# 徴候・身体所見

# 1 呼吸困難感を指導医に伝えるためには？

ある呼吸器カンファレンスでの一コマ。あなたは指導医の前でケースプレゼンテーションをしています。

　「65歳男性，主訴は呼吸困難感です。1年前から徐々にしんどくなり，検査目的に入院してこられました。既往歴としては……」

指導医「ストップ！　ちょっと待って。呼吸困難感ってどのくらいの症状なの？」

　「えーと，労作時にしんどいみたいです」

指導医「客観的にどのくらいなのかな？」

　「えーと，……**ヒュー・ジョーンズⅡ度**です」

指導医「どこでその分類を教えてもらったのかな？」

　「国家試験のときに勉強しました。あと，先輩からもらった研修医向けの本にも書いていました」

指導医「なるほど」

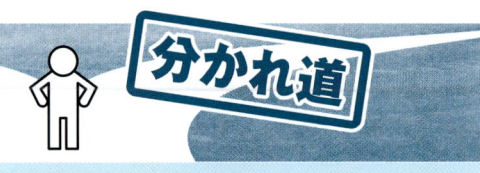

現在の呼吸困難感の定量評価に
ヒュー・ジョーンズ分類は妥当か？

 **ヒュー・ジョーンズ分類は海外ではもはや使われていない。**

## 呼吸困難感の定義は？

呼吸困難感（dyspnea）とは「呼吸時に感じる不快な主観的体験」と定義されます[1]。一般人口においても呼吸困難感は慢性的な苦痛を与えることが報告されています[2,3]。当然ながらQOLだけでなくADLも下げてしまいます。そのため、慢性疾患が多い呼吸器内科では呼吸困難感を評価することはとても重要です。さまざまな呼吸器疾患において、疾患の経過とともに呼吸困難感は悪化します[4]。

なお、呼吸器内科医が遭遇する主訴で最も多いのが呼吸困難感と咳嗽です。それに次いで第3位に喀痰が入ります。

## 呼吸困難感の評価

さて、現在国際的にはMRC（British Medical Research Council）というイギリス発祥のスケールが用いられていますが、日本における「COPD診断と治療のためのガイドライン」[5]では**修正MRC質問票（mMRC）（表1-1）**の使用が推奨されています。Fletcher-Hugh-Jones分類（ヒュー・ジョーンズ分類）（表1-2）も過去に日本では頻繁に使用されていましたが、現在はほとんど使用されていないはずです。これは主にフレッチャー医師が考案したのですが、日本ではヒュー・ジョーンズ分類という言葉が独り歩きしていました。この呼吸困難感のスケールの由来となった医師は、実はフレッチャーという医師とヒュー・ジョーンズという医師の2人です（3人だと思っている人が多いです……）[6,7]。いずれにしても現在ヒュー・ジョーンズ分類を使用している病院があるとすれば、国際的にはかなり遅れているため変更したほうがよいかもしれません。ちなみに、ヒュー・ジョーンズ分類とmMRCは、**間接的評価**です。患者さんに対して問診などで医療スタッフが評価するためのスケールです。そのため、リハビリテーションの効果を客観的に判定するうえではあまり役に立ちません。

一方、**直接的評価**として**修正Borgスケール（表1-3）**[8]やVAS（Visual Analogue Scale）、NRS（Numerical Rating Scale）といった他のスケールもあります。直接的評価とは、すなわち患者さん自身が呼吸困難感を評価するスケールです。そのため、6分間歩行試験などの運動負荷試験、運動療法における呼吸困難感の評価に有用とされています。その中でも、私は**NRS**が一番分かりやすいと思っています。難しいスケールでも何でもなくて、NRS 10点が最もしんどく、NRS 0点が最も楽であると

### 表1-1 修正MRC質問票(mMRC)

| グレード分類 | |
|---|---|
| 0 | 激しい運動をしたときだけ息切れがある |
| 1 | 平坦な道を早足で歩く,あるいは緩やかな上り坂を歩くときに息切れがある |
| 2 | 息切れがあるので,同年代の人よりも平坦な道を歩くのが遅い,あるいは平坦な道を自分のペースで歩いているとき,息切れのために立ち止まることがある |
| 3 | 平坦な道を約100m,あるいは数分歩くと息切れのために立ち止まる |
| 4 | 息切れがひどく家から出られない,あるいは衣服の着替えをするときにも息切れがある |

〔日本呼吸器学会COPDガイドライン第4版作成委員会(編):COPD診断と治療のためのガイドライン.第4版,p33,一般社団法人日本呼吸器学会,日本呼吸ケア・リハビリテーション学会,2013より〕

### 表1-2 Fletcher-Hugh-Jones分類(F-H-J)

| 1度 | 同年齢の健常者とほとんど同様の労作ができ,歩行,階段昇降も健常者並みにできる |
|---|---|
| 2度 | 同年齢の健常者とほとんど同様の労作ができるが,坂や階段の昇降は健常者並みにはできない |
| 3度 | 平地でさえ健常者並みには歩けないが,自分のペースでなら1マイル(1.6km)以上歩ける |
| 4度 | 休みながらでなければ50ヤード(46m)も歩けない |
| 5度 | 会話,着物の着脱にも息切れを感じる。息切れのため外出ができない |

### 表1-3 修正Borgスケール

| 0 | 感じない(nothing at all) |
|---|---|
| 0.5 | 非常に弱い(very very weak) |
| 1 | やや弱い(very weak) |
| 2 | 弱い(weak) |
| 3 | |
| 4 | 多少強い(somewhat strong) |
| 5 | 強い(strong) |
| 6 | |
| 7 | とても強い(very strong) |
| 8 | |
| 9 | |
| 10 | 非常に強い(very very strong) |

いう，ただそれだけのスケールです。がんの疼痛評価でも NRS が有用とされていますよね[9]。

　そのため，患者さんを客観的にみた場合に mMRC，主観的にみた場合には NRS を使うことがオススメです。

　ちなみに，なぜこんなに「**修正**」という名称がつくのかというと，時代時代で「これこそが最もすぐれたスケールだ！」と提唱する人たちがどんどん改訂を加えていっているからです。たぶん。

　私個人としては，全ての医療従事者が呼吸困難感を共有するためには mMRC ではなく NRS を用いるべきだと考えています。mMRC グレード 3 です，と言われてもお互いがそのスケールを理解していなければ意味がありません。10 点満点で評価する NRS であれば誰もが理解できます。

---

### Message

患者さんを客観的にみた場合に mMRC，主観的にみた場合には NRS を使おう。
医療従事者の相互理解のためには NRS の普及が望ましいと考えられる。

---

さて，冒頭の呼吸器カンファレンスが再開されました。あなたは果たして呼吸困難感を正しく伝えることができるでしょうか。

　「65 歳男性，主訴は呼吸困難感です。程度は **mMRC 2 度**です。**NRS で言うと，10 点中 3 点くらい**だそうです」

**指導医**「うんうん，分かりやすいね」

## 文献

1) Dyspnea. Mechanisms, assessment, and management: a consensus statement. American Thoracic Society. Am J Respir Crit Care Med 159:321-340, 1999
2) Currow DC, et al: A community population survey of prevalence and severity of dyspnea in adults. J Pain Symptom Manage 38:533-545, 2009
3) Hammond EC: Some preliminary findings on physical complaints from a prospective study of 1,064,004 men and women. Am J Public Health Nations Health 54: 11-23, 1964
4) Currow DC, et al: Do the trajectories of dyspnea differ in prevalence and intensity by diagnosis at the end of life? a consecutive cohort study. J Pain Symptom Manage 39:680-690, 2010
5) 日本呼吸器学会COPDガイドライン第4版作成委員会（編）：COPD診断と治療のためのガイドライン. 第4版, p33, 一般社団法人日本呼吸器学会, 2013
6) Fletcher CM: The clinical diagnosis of pulmonary emphysema : an experimental study. Proc R Soc Med 45:577-584, 1952
7) Hugh-Jones P, Lambert AV: A simple standard exercise test and its use for measuring exertion dyspnoea. Br Med J 1:65-71, 1952
8) Borg GA: Psychophysical bases of perceived exertion. Med Sci Sports Exerc 14:377-381, 1982
9) 日本緩和医療学会緩和医療ガイドライン委員会（編）：がん疼痛の薬物療法に関するガイドライン 2014年版. 金原出版, 2014

---

**Column**

### 呼吸困難？　呼吸困難感？　呼吸苦？

よく「呼吸苦」は間違いで「呼吸困難」が正しい言葉だと言われます。実際に教科書では「呼吸困難」と書かれています。個人的には「呼吸困難感」という言葉を使っています。

「呼吸困難」に「感」をつけている理由は，餅を詰めて呼吸が難しくなったとしても「呼吸困難」になりますし，気管チューブが詰まってしまってバッキングしても「呼吸困難」になります。そのため，やはり主訴として「呼吸が困難であると感じていること」を明記したほうがよいのでは，と考えて「呼吸困難感」としています。

とはいえ，要は医療従事者同士，通じればいいわけで，何が間違いで何が正しいかなんて取るに足らない問題だと思います。そのため，若手医師は使いやすい言葉を使えばよいでしょう。

# 2 呼吸困難感を和らげる薬剤を求められた！

COPD で通院中の患者さんが，夜中に救急外来を受診しました。少し息がしんどいので診てくれないかということです。あなたは，COPD 急性増悪の可能性も考えて，胸部レントゲンや血液検査をオーダーしましたが，その結果異常はみられませんでした。$SpO_2$ は 93%（室内気），$PaO_2$ は 72 mmHg です。

「検査してみましたが，大きな異常はなさそうですねぇ……」

患者さん「そうですか，そこまで強い息切れではないのですが，夜中にトイレに行くだけで息がしんどいです。慢性的な病気だから仕方ないのでしょうか」

「そうですね，COPD の症状だと思います」

患者さん「じゃあ，**息のしんどさを取る薬**を下さい」

「……えっ……！」

 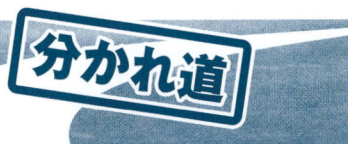

### 呼吸困難感を和らげる薬剤を処方できるのか？

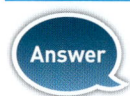 **オピオイドが有効とされるが，日本では処方しにくい。**

## COPDの症状で最も多い「呼吸困難感」

　外来でCOPDの患者さんを診察していると，多くの患者さんが「階段を上るとしんどい」「歩くだけでしんどい」という労作時の呼吸困難感を訴えてきます。私たちはこの労作時呼吸困難感のことをDOE（dyspnea on exertion）と呼んでいます。COPD急性増悪で入院した患者さん1,016例の終末期の臨床経過に関するアメリカの報告によると，死亡前3～6か月では呼吸困難感は最も高頻度にみられた症状で，全体の約2/3の症例だったそうです[1]。COPDだけでなく，慢性呼吸器疾患の患者さんはしばしば「息がしんどい」と訴えてきます。かといって，在宅酸素療法の適応にはならず，吸入薬などの治療はすでに入っている状態……。それでも苦しみを取ってほしいと希望されるのです。COPDでは，標準的な治療を行っても治療が効きにくい患者さんが数多くいます。いくら医学が進歩したとはいえ現場にはまだまだ多くの問題が残されているのです。

　「これだけ治療してるんだから，症状を和らげるのは難しいですね」と突っぱねることは簡単かもしれませんが，苦しんでいる患者さんを目の前にしたら，できる限り何とかしてあげたいと思いませんか？　そこで登場するのが，**オピオイド**という選択肢です。

## オピオイドは「がん」にしか使えない？

　オピオイドは，オピオイド受容体に作用して鎮咳効果や呼吸困難感の緩和をもたらします。しかしながら，日本ではCOPDの患者さんにオピオイドはほとんど使用されていません。非がんの呼吸器疾患の患者さんの呼吸困難感におけるモルヒネの使用は，日本の「COPD診断と治療のためのガイドライン第4版」[2]に追記されたものの，日本人を対象とした臨床試験がないため，使用にはまだコンセンサスが得られていないのが現状です。

　海外ではCOPDの患者さんの呼吸困難感に対するオピオイドの使用についてエビデンスが蓄積されており，各国のCOPDのガイドラインやGlobal Initiative for Chronic Obstructive Lund Disease（GOLD）レポートなどでもその記載があります。日本でもがんに関しては呼吸困難感のガイドライン[3]が作成されており，腫瘍内科領域ではモルヒネの使用が広まってきています。しかし，がんの患者さん以外に

積極的にオピオイドが使用されることはありません。これは保険適用の壁が大きく立ちはだかっています。非がん性疾患の呼吸困難感の緩和に対して，モルヒネの保険適用が認められる必要があると考える医師は66％で，保険適用があれば使用すると答えたのは63％に上ったという調査もあります[4]。

なお，各国におけるCOPDのガイドライン，GOLDレポートにおける呼吸困難に対するオピオイドの位置づけは**表1-4**のとおりです。

表1-4 国，学会などのCOPDに対するオピオイドの位置づけ

| 国，学会など | 年度 | 位置づけ |
| --- | --- | --- |
| ACP/ACCP/ATS/ERS[5] | 2011 | 記載なし |
| イギリス[6] | 2010 | 終末期の症例で他の治療に反応しない症例の緩和に使用可能 |
| オーストラリア，ニュージーランド[7] | 2014 | 高度の呼吸困難感の症状緩和に有効 |
| カナダ[8] | 2011 | 重症患者の呼吸困難の症状緩和に経口使用 |
| GOLD[9] | 2014 | 重症患者の呼吸困難の症状緩和に有効。重篤な副作用をきたす可能性もある |
| 日本呼吸器学会[3] | 2013 | 進行した患者に対する経口オピオイドはその効果が確認されている |

### 現時点では「激しい咳嗽」に対しては使用可能

非がんの呼吸器疾患における呼吸困難感に対するオピオイドの使用は，塩酸モルヒネ（モルヒネ塩酸塩）の添付文書では「激しい咳嗽」に対して使用が可能になっています。そのため，どうしてもというときは咳嗽アリと判断して使用することもあります。保険適用外で使用するケースもあるそうですが，ここではどういった方法が推奨されるかは明記できませんので，あしからず。鎮咳薬としての塩酸モルヒネの使用については後述します（→10ページ）。

### オピオイドの使用量

さて，どのくらいのオピオイドを使用すべきでしょうか。過去のCurrowら[10]やDavis[11]の報告によれば，**1日あたりモルヒネ10 mg**が基準になると考えます。具体的には，塩酸モルヒネ2.5 mg頓服を4～6時間ごとに使用する形になるでしょう。便秘，嘔気，眠気，めまいなど一般的なオピオイドの副作用が出る可能性はありますが，いずれもモルヒネを中止することで速やかに改善しますので，この量ではそこま

で警戒しなくてもよいと考えます。

- 塩酸モルヒネ散　2.5〜5 mg　1日4〜6回
- オプソ® 5 mg　1包　頓用　30分〜1時間あけて使用

　寝たきりや終末期の患者さんの場合は，これらの内服が難しいことが多いため，当院では持続皮下注射でコントロールをすることが多いです。

1% 塩酸モルヒネ注 1A(10 mg)＋生理食塩水 5 mL　（合計 10 mL）
を 0.05 mL/ 時間で持続皮下注
※レスキューは1時間量を早送りする

　ただし，塩酸モルヒネを持続皮下注するのは，日本ではほとんどががん性疼痛あるいはがんによる呼吸困難感を訴える患者さんです。COPDや間質性肺炎では使用することは多くありません。もし皮下注射を使用する場合，当院では指示票(**12，13ページ**)に基づいてコメディカルスタッフと相互理解を深めています。

### Message

非がん呼吸器疾患の呼吸困難感に対するオピオイドは保険適用外である。
ただし，激しい咳嗽という保険病名で塩酸モルヒネが使用できる。
塩酸モルヒネは1日約10 mgの使用で呼吸困難感に効果が期待できる。

　さて，どうしても呼吸困難感が取れないCOPDの患者さん。よくよく聞いてみると，「激しい咳嗽」がありそうです(本当かどうかは読者の想像にお任せします)。塩酸モルヒネ2.5 mgを頓服で10回分処方して，次の外来のときにその感想を聞くことにしました。そして1週間後。

> 患者さん「あの薬を飲むと，少し呼吸がラクになるみたいです。あ
>    りがとう」
> 「よかったですね」
>
> プラセボ効果もゼロではないのでしょうが，ひとまずこういった
> 対処も可能なのだということを学びました。

### 文献

1) Lynn J, et al: Living and dying with chronic obstructive pulmonary disease. J Am Geriatr Soc 48 (5 Suppl):S91-S100, 2000
2) 日本呼吸器学会 COPD ガイドライン第 4 版作成委員会（編）：COPD 診断と治療のためのガイドライン. 第 4 版, 日本呼吸器学会, 2013
3) 特定非営利活動法人 日本緩和医療学会 緩和医療ガイドライン作成委員会（編）：がん患者の呼吸器症状の緩和に関するガイドライン 2011 年版. 金原出版, 2011
4) 西川満則：在宅等における高齢終末期がん患者や慢性進行性疾患患者に対して病院が行うべき支援のあり方に関する研究. 長寿医療研究開発費 平成 23 年度 総括研究報告 2011
5) Qaseem A, et al: Diagnosis and management of stable chronic obstructive pulmonary disease: a clinical practice guideline update from the American college of physicians, American college of chest physicians, American thoracic society, and European respiratory society. Ann Intern Med 155:179-191, 2011
6) National Clinical Guideline Centre (UK): Chronic Obstructive Pulmonary Disease: Management of Chronic Obstructive Pulmonary Disease in Adults in Primary and Secondary Care. NICE Clinical Guidelines, No.101. Royal College of Physicians, 2010
7) The COPD-X Plan: Australian and New Zealand guidelines for the management of chronic obstructive pulmonary disease 2014. available from: http://copdx.org.au/
8) Marciniuk DD, et al: Managing dyspnea in patients with advanced chronic obstructive pulmonary disease: a Canadian Thoracic Society clinical practice guideline. Can Respir J 18:69-78, 2011
9) From the Global Strategy for the Diagnosis, Management and Prevention of COPD, Global Initiative for Chronic Obstructive Lung Disease (GOLD) 2014. available from:http://www.goldcopd.org/
10) Currow DC, et al: Once-daily opioids for chronic dyspnea: a dose increment and pharmacovigilance study. J Pain Symptom Manage 42:388-399, 2011
11) Davis CL: ABC of palliative care. Breathlessness, cough, and other respiratory problems. BMJ 315: 931-934, 1997

## オピオイド持続皮下・静脈注射　指示票

指示日：＿＿月＿＿日　　医師サイン：＿＿＿＿＿　　看護師サイン：＿＿＿＿＿

【投与経路】　□ 持続皮下注　　　　□ 持続静注

【使用薬剤】　□ 1% 塩酸モルヒネ注　□ フェンタニル注
　　　　　　　□ 4% 塩酸モルヒネ注

【ベース量】　□ 原液
　　　　　　　□ (1：1 希釈) ＝ (オピオイド：生理食塩水)
　　　　　　　□ (1：＿＿希釈) ＝ (オピオイド：＿＿＿＿＿＿)

【開始量】(＿＿＿＿＿＿)mL/ 時間より開始

【レスキュー】□ 疼痛時　　　□ 呼吸困難時　　　□ その他(　　)
　　　　　　　□ 1 時間量早送り
　　　　　　　□ (＿＿＿) 時間・分　あける
　　　　　　　□ 使用回数制限(＿＿＿)回 / 日まで　　□ 使用回数制限なし

【ベースアップ】　3 回 /(＿＿＿)時間　使用したら 0.05 mL/ 時間ずつ増量する
　　　　　　　　　ただし(＿＿＿)時間に 1 回のみの増量とする

　　　　　　皮下注開始日時(＿＿月＿＿日＿＿時＿＿分)
　　　　　　　　　　　　　(＿＿時＿＿分　～　＿＿時＿＿分)
　　　　　　　　　　　　　(＿＿時＿＿分　～　＿＿時＿＿分)
　　　　　　　　　　　　　(＿＿時＿＿分　～　＿＿時＿＿分)

【レスキュー使用条件】　□ 呼吸数 ≦(＿＿＿＿)回 / 分
　　　　　　　　　　　　□ $SpO_2$ ≦ 90%
　　　　　　　　　　　　□ JCS Ⅱ以上
　　　　　　　　　　　　□ (＿＿＿＿＿＿＿＿＿)
　　　　　　　　　　　　※上記のチェック項目を満たせば早送りはしない

【併用オピオイド】　□ なし　　　□ あり(＿＿＿＿＿＿＿＿＿)

　　　　　※レスキュー使用後，ベースアップ後の効果の観察を行い記録に残す

## オピオイド持続皮下・静脈注射　指示票　（記入例）

指示日：__1__月__1__日　　医師サイン：__倉原　優__　　看護師サイン：__鈴木　由香__

【投与経路】　☑ 持続皮下注　　　　　□ 持続静注

【使用薬剤】　☑ 1%塩酸モルヒネ注　　□ フェンタニル注
　　　　　　　□ 4%塩酸モルヒネ注

【ベース量】　□ 原液
　　　　　　　☑ （1：1希釈）＝（オピオイド：生理食塩水）
　　　　　　　□ （1：＿＿希釈）＝（オピオイド：＿＿＿＿＿＿）

【開始量】（__0.05__）mL/時間より開始

【レスキュー】　□ 疼痛時　　　　☑ 呼吸困難時　　　□ その他（　　）
　　　　　　　　☑ 1時間量早送り
　　　　　　　　☑ （__30__）時間・㊙あける
　　　　　　　　□ 使用回数制限（＿＿＿）回/日まで　　☑ 使用回数制限なし

【ベースアップ】　3回/（__8__）時間　使用したら0.05 mL/時間ずつ増量する
　　　　　　　　　ただし（__8__）時間に1回のみの増量とする

　　　　　　皮下注開始日時（__1__月__1__日__9__時__00__分）
　　　　　　　　　　　　　（__9__時__00__分　～　__17__時__00__分）
　　　　　　　　　　　　　（__17__時__00__分　～　__1__時__00__分）
　　　　　　　　　　　　　（__1__時__00__分　～　__9__時__00__分）

【レスキュー使用条件】　☑ 呼吸数 ≦（__8__）回/分
　　　　　　　　　　　　□ SpO$_2$ ≦ 90%
　　　　　　　　　　　　☑ JCS Ⅱ以上
　　　　　　　　　　　　□ （＿＿＿＿＿＿＿＿＿）
　　　　　　　　　　　　※上記のチェック項目を満たせば早送りはしない

【併用オピオイド】　☑ なし　　　□ あり（＿＿＿＿＿＿＿＿＿）

　　　　　　※レスキュー使用後，ベースアップ後の効果の観察を行い記録に残す

# 3 咳嗽の特徴から疾患を鑑別するには？

ある外来患者さんが「3か月続く咳」を主訴に来院しました。発熱はなく，呼吸器感染症を示唆する症状もなさそうです。既往歴にも気管支喘息はありません。あなたは患者さんに咳嗽の問診をしました。

「最近風邪をひいた覚えはないんですよね？」
患者さん「はい，ありません」
「たとえば，胃がムカムカするとかそういう症状はないですか？」
患者さん「そういえば，テレビで逆流性食道炎のことを放送してて，私も何となく胸焼けがするような気がします」
「なるほど，診断は**胃食道逆流症による慢性咳嗽**ですね！」

すると，眉をひそめながら指導医が向こうから手招きをしています。

指導医「少し**咳嗽の診断が適当すぎるかもしれないね**」
「えっ……」

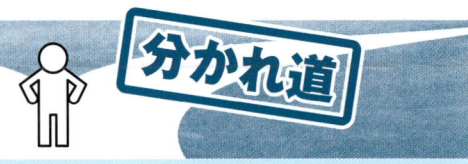

### 問診だけで慢性咳嗽の鑑別疾患をしぼれるか？

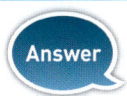 **しぼれることもあるが，実臨床では難易度が高い。**

### 咳嗽の定義は？

　そもそも，**咳嗽**（cough）って何なのでしょう。咳嗽とは，異物に対する強い呼気を伴う反射です。咳の受容体は気道のいたるところに存在し，細菌やアレルゲンと免疫細胞との格闘の結果，老廃物である痰を外に出してあげる大事な反射なのです。ちょっと都市伝説的な話ですが，咳は1回2kcal消費すると言われています。どこかのテレビ番組でそういう情報が放送されていたらしく，咳ダイエットを試みた若い女性が気胸で運ばれてきたときは，そのテレビ放送に憤慨しましたが……。

### 咳嗽の分類と頻度

　慢性咳嗽の定義は**8週間以上の咳嗽**とされています[1]。といっても，多くの慢性咳嗽の患者さんは8週間どころではないことがほとんどなので，これはあくまで目安と考えてください。なかには年単位で咳嗽に苦しんでいる患者さんもいます。急性〜亜急性咳嗽と慢性咳嗽の鑑別疾患は**表1-5**のようになります。また，8週間も経たずして受診する慢性咳嗽予備軍の患者さんもいるわけですから，あまり期間にこだわらずに鑑別診断をすすめるクセをつけてください。

　慢性咳嗽の原因として文献的に頻度が多いものとしては，**上気道咳症候群，咳喘息，胃食道逆流症**の三つがよく挙げられますが，国内と国外でも報告にばらつきがあり，呼吸器診療をしている立場の人間からすれば，こんなにばらつきのあるデータを見せられても懐疑的になってしまいます[2-10]。文献3), 6)は原因不明のものが20%以上含まれていると報告しており，個人的にも原因不明の慢性咳嗽は相当数いるものと思っています。

　個人的に，なかなか診断が難しい慢性咳嗽の中で原因が多いものとしては，**上気道咳症候群，気管支喘息**の二つかなと思っています。**胃食道逆流症**による咳嗽は実際にはそこまで頻繁に目にしません（消化器内科では多いのかもしれません）。診断が比較的簡単な慢性咳嗽の中では，感冒のあとの**感染後咳嗽**が圧倒的に多いと思います。**咳喘息**については，私は個人的に多いとは考えていません。理由は次の項目（→21ページ）で述べます。**表1-5**をみると，気管支喘息が"なかなか診断できない疾患"に分類されているのであれ？と思われた方もいるかもしれません。これは気管支喘息や咳喘息がゴミ箱診断的に使用されていることへの警鐘です。気管支喘息と診断されて

いる人のうち，真の気管支喘息はどのくらいいるのでしょう．私はもしかすると半分くらいじゃないかと考えています．そのため，安易に気管支喘息と診断して吸入薬を処方するのはやめましょう．**非喘息性好酸球性気管支炎**は，日本ではほとんど使われていない概念なので，文字を薄くしました（使っていらっしゃる人がいたらスミマセン）．これは咳喘息の歴史に由来するややこしい話に原因があります．これについては次の項（→ 21 ページ）で述べたいと思います．**百日咳**と**結核**は意外に診断まで時間がかかることが多いので，慢性咳嗽の鑑別感染症として常に頭に入れておいてください．マイコプラズマ肺炎も咳嗽期間は長いことが知られています．

**表 1-5 咳嗽の鑑別疾患**

| 急性〜亜急性咳嗽 | 慢性咳嗽 |
|---|---|
| \multicolumn{2}{c}{なかなか診断できない疾患} ||
| ・気管支喘息 | ・**気管支喘息** |
| ・肺がん | ・咳喘息 |
| ・COPD | ・アトピー咳嗽 |
|  | ・非喘息性好酸球性気管支炎<br>　（non asthmatic eosinophilic bronchitis: NAEB） |
|  | ・好酸球性気管支炎 |
|  | ・**上気道咳症候群**<br>　（upper airway cough syndrome: UACS）（従来の後鼻漏） |
|  | ・**胃食道逆流症** |
|  | ・副鼻腔気管支症候群 |
|  | ・百日咳 |
|  | ・結核 |
|  | ・薬剤性 |
|  | ・職業性・環境因子による咳嗽 |
| \multicolumn{2}{c}{比較的簡単に診断できる疾患} ||
| ・風邪症候群 | ・感染後咳嗽 |
| ・細菌性肺炎，ウイルス性肺炎 | ・間質性肺疾患 |
| ・気胸 | ・急性〜慢性過敏性肺炎 |
| ・気道異物 | ・非結核性抗酸菌症 |
| ・喫煙 | ・非定型肺炎 |

・**問診だけで疾患を類推する（表 1-6）**

　患者さんを問診する場合，**年齢**によって考慮する病気が変わります．たとえば，20〜30 歳くらいの若い患者さんであれば，上気道咳症候群，感染後咳嗽，アトピー

咳嗽，気管支喘息にしぼって問診を開始します。40～60歳くらいの中高年の患者さんであれば，間質性肺炎，肺がん，肺炎，結核，COPDという呼吸器疾患の有名どころを考えながら診療をすすめます。そのため，**喫煙歴の問診を外すのは絶対禁忌です**。何が何でも喫煙歴だけは聴取してください。他にも職業歴，ペット飼育歴，ACE阻害薬の使用，家族歴など事細かに問診してください。

**アトピー咳嗽**とは，アトピー素因がある咳嗽のことなので，アトピー性皮膚炎や明らかなアレルギーがないかどうかは要チェックです。また，末梢血で好酸球やIgEが増えていればアトピー咳嗽の可能性は高くなります。**気管支喘息**の患者さんが一般市中病院にいきなりやってくる場合，「もともと気管支喘息と言われていますか？」と問診することがとても大事です。初診患者さんには有用な問診ではありませんが，何の咳だかまったく分からない状況では「気管支喘息と診断されている」という情報はとても助かります。もちろん，その他医の診断すら疑ってかかることが重要な局面もあるわけですが，何でもかんでも疑っていては診療になりません。

そして，**咳嗽の性質**を問診します。性質とは，喀痰を伴う伴わないか，です。喀痰を伴う咳嗽（productive cough）の場合，少なくとも気道から分泌物が出ていることの証拠になるので，COPD，細菌性肺炎，気管支拡張症などの気道に炎症をきたす疾患を考える必要があります。ただし，多くの慢性咳嗽は喀痰を伴わない咳嗽（non-productive cough）です。

次に，**咳嗽が出る状況**を問診します。急な温度変化や運動，会話で咳が出ることがないかどうかを問診することで，気道過敏性を評価することができます。気道過敏性があると**気管支喘息**や**咳喘息**を疑うきっかけになるのですが，一般市中病院でメサコリンを使って気道過敏性を検査することはほぼ不可能です。いくつかの病院にインタビューしてみましたが，メサコリンで気道過敏性試験をやっている病院はやはり大病院ばかりでした。そのため，本書の読者の多くは，問診という武器で気道過敏性（外的因子に過敏になっているかどうか）を評価せざるを得ないことのほうが多いのです。さらに**気管支喘息**や**咳喘息**は，発作が明け方やストレスによって出やすいという特徴があります。**上気道咳症候群**は鼻汁の垂れ込みで起こることがほとんどなので，横になると咳嗽が激しく出るという特徴があります。そして，冒頭で「胃食道逆流症による慢性咳嗽」と診断したのはあながち間違いではなく，胸焼け症状は**胃食道逆流症**を強く疑う材料になります。

しかし，実はこれだけ問診をしても，実際なかなかピタッと診断名が当てはまるわけではないのです。アトピー咳嗽だ，と思って抗ヒスタミン薬を投与してもまったく効かず，後日気管支喘息発作で夜間受診するということもありました。私の咳嗽診療

が未熟なだけかもしれませんが，多くの呼吸器内科医は日々悩みながら診療していると勝手に信じています。いや，そうであってほしい……。

### 表 1-6 慢性咳嗽の各疾患別に問診しておきたいこと

| 慢性咳嗽 | 有用な問診 |
| --- | --- |
| 最初は何が何でも喫煙歴 ||
| 気管支喘息 | 他の病院で気管支喘息と言われているか？<br>明け方やストレス下で咳が出やすいか？ |
| 咳喘息 | 寒暖差，運動，会話などで咳が悪化するか？ |
| アトピー咳嗽 | アトピー素因はないか？<br>のどがイガイガしないか？ |
| 上気道咳症候群（upper airway cough syndrome: UACS）（従来の後鼻漏） | 横になると咳が出やすいか？ |
| 胃食道逆流症 | 胸焼けはないか？ |
| 副鼻腔気管支症候群<br>その他の感染症 | 喀痰はないか？ |
| 結核，非結核性抗酸菌症，気管支拡張症 | 血痰はないか？ |

## 慢性咳嗽の身体診察

「問診だけで」という命題を提示しておきながら，身体所見のことまで書くのは卑怯な気がしますが，それはさておき，身体診察で一番重要なのは，**バイタルサイン**と**聴診**です。バイタルサインは体温，呼吸数，脈拍を重点的にチェックしましょう。発熱があれば感染症の疑いが強くなるのは当然です。慢性咳嗽の患者さんはバイタルサインはいたって正常のことが多いです。聴診では，wheezes がないかどうか必ず確認してください。通常の聴診ではダメです。強制呼気（フーッと吐いてもらう）で聴診してください。そのときに wheezes が聴取できれば，末梢気管支が狭窄する病気であることは一目瞭然，いや一"聴"瞭然です。よく教科書では wheezes は「笛のようなピーという音が鳴る」と書いていますが，実際には「クー」と聴こえますので注意してください。長年呼吸器内科医をやっていますが，尺八やリコーダーのような笛声音には出会ったことはありません。

次に鼻咽頭の診察が重要です。個人的には舌圧子を用いて咽頭後壁に敷石状の変化がないかどうか調べます。敷石状の所見があれば，上気道咳症候群，すなわち後鼻漏の疑いが強くなります。副鼻腔気管支症候群という病名があるくらい，気管支と副鼻腔は切っても切れない関係ですので，副鼻腔の打触診もしっかりしてください。慢性

副鼻腔炎の存在は，慢性気管支疾患（特に気管支拡張症）の確からしさを上昇させます．

> **Message**
>
> 慢性咳嗽は問診によってある程度疾患をしぼれることがある．しかし，実際にはなかなか一発診断・即治療というわけにはいかないことが多い．

胸焼けから胃食道逆流を疑われた患者さん．よくよく聴診してみると，強制呼気で wheezes を聴取します．あれ，慢性咳嗽の原因は気管支か？ そこで呼吸機能検査を受けてもらいました．すると，メプチン®の吸入の前後（**気道可逆性試験**）で1秒量が格段に改善していました．

**指導医**「これは，現時点では気管支喘息が疑わしいね」

たとえ胃食道逆流を疑うエピソードがあっても，やはり common disease は外してはいけませんね．

**文献**

1) Irwin RS, et al: Diagnosis and management of cough executive summary: ACCP evidence-based clinical practice guidelines. Chest 129(1 suppl):1S-23S, 2006
2) Poe RH, et al: Chronic persistent cough. Experience in diagnosis and outcome using an anatomic diagnostic protocol. Chest 95: 723-728, 1989
3) O'Connell F, et al: Capsaicin cough sensitivity decreases with successful treatment of chronic cough. Am J Respir Crit Care Med 150: 374-380, 1994
4) Mello CJ, et al: Predictive values of the character, timing, and complications of chronic cough in diagnosing its cause. Arch Intern Med 156:997-1003, 1996
5) Palombini BC, et al: A pathogenic triad in chronic cough: asthma, postnasal drip syndrome, and gastroesophageal reflux disease. Chest 116:279-284, 1999

6) Niimi A, et al: Reduced pH and chloride levels in exhaled breath condensate of patients with chronic cough. Thorax 59: 608-612, 2004
7) Fujimura M, et al: Importance of atopic cough, cough variant asthma and sinobronchial syndrome as causes of chronic cough in the Hokuriku area of Japan. Respirology 10: 201-207, 2005
8) Matsumoto H, et al: Prevalence and clinical manifestations of gastro-oesophageal reflux-associated chronic cough in the Japanese population. Cough 3: 1-4, 2007
9) Yamasaki A, et al: Cough and asthma diagnosis: physicians' diagnosis and treatment of patients complaining of acute, subacute and chronic cough in rural areas of Japan. Int J Gen Med 3: 101-107, 2010
10) Lai K, et al: A prospective, multicenter survey on causes of chronic cough in China. Chest 143: 613-620, 2013

## Column

### 気道可逆性試験とは？

　本項で触れたように，気道過敏性試験というのは簡単にはできません．ただ，気道可逆性試験は比較的簡単にできます．ベネトリン®でもメプチン®でもサルタノール®でもよいので，短時間作用型$\beta_2$刺激薬（SABA）を準備してください．まず，ベースラインで1秒量を測ってください．その後，SABAを吸入します．ベネトリン®ネブライザーなら0.2〜0.4 mL，メプチン®やサルタノール®なら2〜4吸入です．このとき，pMDIの吸入デバイスを用いるときは**息止めがしっかりできているか確認してください**．私の経験では，気道可逆性試験を受ける患者の多くが息止めをできておらず，「可逆性なし」と診断されています．これは，気道可逆性試験を行う人が息止めをすることを知らないためと考えています．そのため，施設内でしっかりと情報を共有するよう心がけてください．SABAを吸入して，20分経過したらもう一度1秒量を測定してください．ベースラインの1秒量から，吸入後の1秒量が12％以上かつ絶対値200 mL以上の改善があれば，「可逆性あり」と診断されます．すなわち，気管支喘息が強く疑われます．

　気管支喘息には診断基準というものがありません．そのため，可逆性あり＝気管支喘息といえないというのが，呼吸器内科の世界のツライところです．総合的に診断するのが気管支喘息です．

　ちなみに，咳喘息の場合は気道可逆性があっても5〜10％になることが多いです．

# 4 これは咳喘息ですか？アトピー咳嗽ですか？

かれこれ半年ほど咳が続くということで，アトピー性皮膚炎のある 45 歳の女性が救急外来を受診しました。強制呼気でも wheezes は聴取されません。問診してみると，どうやら咳喘息かアトピー咳嗽ではないかと考えられました。

　　　　　「もともとアトピー性皮膚炎があるんですね。これまでにアレルゲンの検査をされたことはありますか？」
患者さん「はい，どうもハウスダストがダメみたいで……。家は綺麗にしているつもりなんですが，咳が毎日のように出ています」
　　　　　「なるほど，これはアトピー咳嗽に違いないですね。抗ヒスタミン薬を出しましょう」

したり顔で指導医の方を見ると，遠くからやはり手招きしていました。あれ，典型的なアトピー咳嗽だと思ったんだけどなあ……。

**指導医**「問診ではアトピー咳嗽の可能性もあるけど，COPD や気管支喘息かもしれないよ」

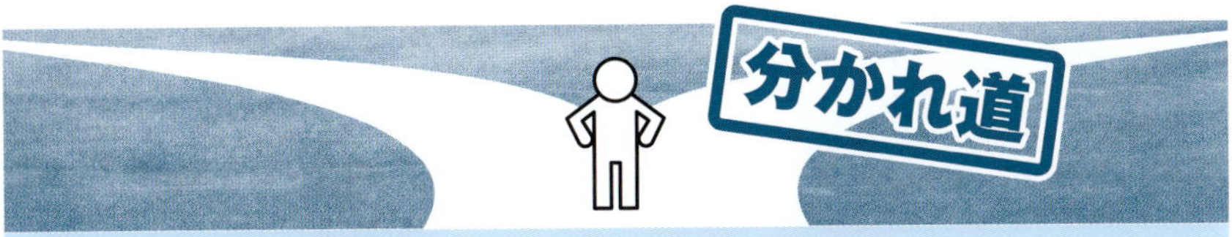

咳喘息とアトピー咳嗽の鑑別は？
その他の注意点は？

 咳喘息とアトピー咳嗽は治療してみないと診断できないこともある。意外にも COPD は見逃されやすい。

### 咳喘息とアトピー咳嗽

　呼吸器内科医だけでなく，全国の研修医がキライなのが「**咳喘息**」と「**アトピー咳嗽**」です。マニアックな研修医は「**非喘息性好酸球性気管支炎(non asthmatic eosinophilic bronchitis: NAEB)**」[1]という疾患も知っているかもしれませんね。NAEB は日本では定着していない概念なので割愛します。と言ってたら，そのうち定着したりして……。

　日本では，気管支拡張薬が効くのか効かないのかという観点から**アトピー咳嗽**という疾患が提唱されました。アトピー咳嗽は，アトピー素因によって起こっている咳感受性の亢進なので，気管支喘息の治療薬が無効なのです。その代わりに，アレルギーを抑える抗ヒスタミン薬が有効とされています。アトピー咳嗽を分かりやすくたとえるなら，「**気道のじんましん**」といったところでしょうか。実際，アトピー咳嗽の患者さんのなかには気管の中がかゆくてイガイガするとおっしゃる方は多いです。いわゆる「エヘン虫」は，このアトピー咳嗽ではないかと思います。「咳嗽に関するガイドライン 第 2 版」[2]から引用した診断基準を**表 1-7** に提示します。

---

**表 1-7　アトピー咳嗽の診断基準**

以下の 1～4 の全てを満たす
1. 喘鳴や呼吸困難を伴わない乾性咳嗽が 3 週間以上持続
2. 気管支拡張薬が無効
3. アトピー素因を示唆する所見※または誘発喀痰中好酸球増加の一つ以上を認める
4. ヒスタミン $H_1$ 受容体拮抗薬または / およびステロイド薬にて咳嗽発作が消失

※アトピー素因を示唆する所見
　1) 喘息以外のアレルギー疾患の既往あるいは合併
　2) 末梢血好酸球増加
　3) 血清総 IgE 値の上昇
　4) 特異的 IgE 抗体陽性
　5) アレルゲン皮内テスト陽性

〔日本呼吸器学会咳嗽に関するガイドライン第 2 版作成委員会（編）：咳嗽に関するガイドライン. 第 2 版. p48. 一般社団法人日本呼吸器学会, 2013 より〕

**4 これは咳喘息ですか？ アトピー咳嗽ですか？**

咳喘息は，中枢～末梢気道まで全体の好酸球性気管支・細気管支炎で，病理学的には気管支喘息と全く同じです。そのため，分かりやすく書くなら「**気管支喘息の前段階**」となります。気管支喘息と何が違うかというと，聴診しても wheezes がない点です（**表 1-8**）。重症度も気管支喘息と比べて軽度です。私は，気管支喘息らしくない所見（喘鳴がない，聴診で異常がない）があって，結果的に吸入ステロイド薬で治療効果があれば，その時点では咳喘息と診断しています。ただ，15 ページでも述べたように安易に診断はしません。「咳嗽に関するガイドライン 第 2 版」[2] ではβ刺激薬またはテオフィリンと書いていますが，なかなかそれだけでハイヨッ！と診断できるシロモノではなく，長期的なスパンで考えて吸入ステロイド薬の効果をみてから診断をつけるべきだと私は考えます。別に咳喘息を気管支喘息と誤診しても問題ないのです。要は，**咳喘息～気管支喘息という広いスペクトラムで気道過敏性が亢進する疾患をとらえることができればそれでよい**わけです。咳喘息は無治療の場合 30% が気管支喘息に移行するといわれています[3] が，個人的には，その気管支喘息の発症は最初から宿命づけられたものではないかと考えることもあります。"移行"という言葉が本当に的を射たものなのか疑問に感じています。個人的には診断基準と銘打つ以上は積極的診断として咳喘息という用語を使用すべきだと考えますが，咳喘息の提唱理念とは裏腹に，残念ながら咳喘息は積極的診断ではなく"**ゴミ箱診断**"化しつつある現状があります。なんとなく咳喘息でいいだろうと，安易に診断される患者さんも少なくありません。現在日本で診断されている咳喘息の一部には，この"偽"の咳喘息（Pseudo-cough variant asthma）が含まれていると思います。もしかすると，一部ではなく大部分の咳喘息診断例がそうなのかもしれません。そのため，若手医師の皆さんは，安易に咳喘息という病名をつけないように気をつけてください。

**表 1-8　咳喘息の診断基準**

以下の 1 ～ 2 の全てを満たす

1. 喘鳴を伴わない咳嗽が 8 週間（3 週間）以上持続
   聴診上も wheeze を認めない
2. 気管支拡張薬（β刺激薬またはテオフィリン製剤）が**有効**

参考所見
　1) 末梢血・喀痰好酸球増多，呼気中 NO 濃度高値を認めることがある（特に後 2 者は有用）
　2) 気道過敏性が亢進している
　3) 咳症状にはしばしば季節性や日差があり，夜間～早朝優位のことが多い

〔日本呼吸器学会咳嗽に関するガイドライン第 2 版作成委員会（編）：咳嗽に関するガイドライン．第 2 版, p43, 一般社団法人日本呼吸器学会, 2013 より〕

## 注意点：COPDとプラセボ効果

　咳喘息らしい状況証拠がそろった後，「気管支拡張薬で咳嗽が改善すれば咳喘息と診断してもよい」とされています。これには"チョットマッタ"をかけたい。というのも，気管支拡張薬で咳嗽が改善するケースは実は臨床ではよくよく見かけるからです。特にCOPD患者さんではよくあることです。

　そのため，本項で提示したケースの場合，喫煙歴の聴取と呼吸機能検査や胸部画像でCOPDの有無を判断する必要があります。**世界で一番多い呼吸器疾患はCOPDです**。咳喘息やアトピー咳嗽と誤診される患者さんの多くもCOPDです。最近，呼吸器外来で呼気NO測定（NIOX MINO®）が普及してきました。咳喘息や気管支喘息の確からしさを上げるため，呼気NOを測定するのも有効です。

　もう一点気をつけてほしいのは，**プラセボ効果**です。気管支拡張薬のように見た目に仰々しいデバイスを用いると，錠剤よりもプラセボ効果がグンと大きくなります。「私は治療されている」感がアリアリと出ますからね。もちろん多くの吸入薬は，吸入薬 vs. プラセボというデザインでプラセボよりも効果があることを証明していますが，その有効とされる効果のうちプラセボ効果がある程度を占めていることが知られています。咳喘息の診断基準を見てみると，気管支拡張薬の選択肢として，$\beta_2$刺激薬がありますね。たとえば，2011年に気管支喘息発作に対するアルブテロール，プラセボ，偽鍼，介入なしの4群を比較した研究があります（**図1-1**）[4]。プラセボや偽鍼によって病状は改善されることはないはずですが，これらの主観的な呼吸困難感のアウトカムはアルブテロールと同等の改善がみられました（※アウトカムは咳嗽ではありませんが）。

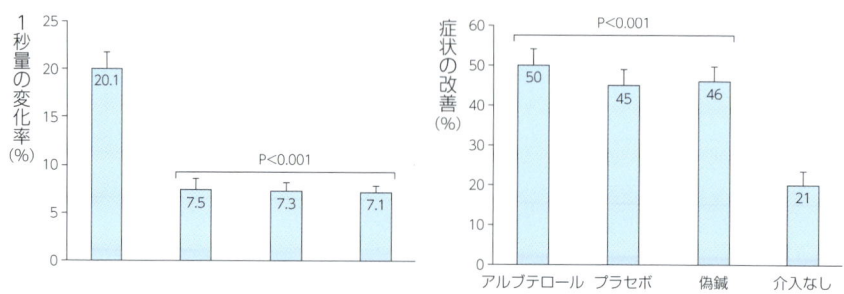

**図1-1　気管支喘息発作に対するアルブテロール，プラセボ，偽鍼の比較**

〔Wechsler ME, et al: Active albuterol or placebo, sham acupuncture, or no intervention in asthma. N Engl J Med 365:119-126, 2011 より〕

　何が言いたいかといいますと，慢性咳嗽の患者さんが診断基準である「喘鳴を伴わ

ない咳嗽が8週間（3週間）以上持続」「聴診上もwheezeを認めない」を達成することは容易なことであり，気管支拡張薬を投与して咳嗽が改善したからイコール咳喘息の確定診断だという帰結はいささか短絡的ではないかということです。なかには主治医に気を遣って「咳がよくなったような気がします」と発言する患者さんすらいます。咳喘息という疾患概念は確かに存在すると思います。しかしその使用が日常臨床にマッチしているかというと，真の咳喘息とはやや乖離があるような気がしてなりません。

典型的な気管支喘息とは言い切れない，しかしながら気管支喘息の前段階のような慢性咳嗽の患者さんは少なくありません。咳喘息という診断カテゴリーにあてがうか否かはともかくとして，そういった患者さんを抽出してQOLを改善させるのが私たち呼吸器内科医の仕事です。

先人たちが築いた咳喘息の概念を慢性咳嗽の"ゴミ箱診断"として私たち医師の自己満足の材料に使用してはならないと思います。咳喘息の概念の濫用によって，治療されるべき他の疾患が見過ごされないことを願うばかりです（**表1-9**）。

### 表1-9 咳喘息とその類似疾患のまとめ

|  | 咳喘息 | アトピー咳嗽 | 非喘息性好酸球性気管支炎（NAEB） |
|---|---|---|---|
| コンセンサス | 国際的 | 日本 | 欧米 |
| 病変の場所 | 中枢気道〜末梢気道 | 中枢気道 | 中枢気道〜末梢気道 |
| 分かりやすく書くと | 気管支喘息の前段階 | ・咳喘息と同じ症状だけど，気管支拡張薬が効かない<br>・気道のじんましん，エヘン虫 | 「気道過敏性がない咳喘息」で，日本ではほとんど使用されない概念 |
| 気道過敏性（寒暖差，運動など） | 亢進 | 正常 | 正常 |
| 咳感受性 | 正常（平滑筋が収縮して咳嗽が出る） | 亢進（少しの刺激で咳嗽が出る） | 亢進（平滑筋が収縮して咳嗽が出る） |
| 気管支喘息への移行 | あり | なし | あり |
| 治療法 | 気管支拡張薬，吸入ステロイド薬 | 抗ヒスタミン薬（気管支拡張薬は無効） | 気管支拡張薬，吸入ステロイド薬 |

## Message

咳喘息とアトピー咳嗽の違いを覚える。
咳喘息と安易に診断されている例があるため，common disease である COPD も見逃さないよう注意する。

---

冒頭のアトピー咳嗽ではないかと考えられた患者さん。1 秒量はかなり低く，気道可逆性試験（→ 20 ページ）では驚くほど可逆性ありという結果が出ました。そう，この患者さんは抗ヒスタミン薬ではなく，気管支拡張薬のほうが効く可能性があるのです。喫煙歴は若い頃に少しあるものの，胸部 HRCT で気腫は同定されませんでした。どうやら，COPD ではなさそうです。

　「ということは，診断は咳喘息でいいんですか？」

指導医「咳喘息から気管支喘息の間にあるのかもしれないね。もしかしたらアトピー咳嗽のコンポーネントもあるのかもしれないけど，それ以上は誰にも分からない。けれど，ここまで 1 秒量が下がってるから，吸入ステロイド薬と発作時の短時間作用型 $\beta_2$ 刺激薬をまずは処方してみようか」

吸入ステロイド薬の治療を開始して 2 か月経過すると，咳はウソのようになくなりました。

---

文献
1) Gibson PG, et al: Chronic cough: eosinophilic bronchitis without asthma. Lancet 1:1346-1348, 1989

2) 日本呼吸器学会咳嗽に関するガイドライン第2版作成委員会(編):咳嗽に関するガイドライン. 第2版, 一般社団法人日本呼吸器学会, 2013
3) Fujimura M, et al: Comparison of atopic cough with cough variant asthma: is atopic cough a precursor of asthma? Thorax 58:14-18, 2003
4) Wechsler ME, et al: Active albuterol or placebo, sham acupuncture, or no intervention in asthma. N Engl J Med 365:119-126, 2011

### Column

 咳喘息に対する吸入ステロイド薬(ICS)の投与期間

　咳喘息と診断した患者さんに対して,多くの呼吸器内科医はICSを長期に使用します。しかしながら,使用期間および使用量にはコンセンサスがありません。気管支喘息ですら投与期間に意見が分かれているので,咳喘息ではなおさらです。

　個人的には,咳喘息の場合早期に症状が改善することが多いのですが,症状が改善した後も最低2〜3か月はICSを続けるようにしています。というのも,早期にICSを離脱するとかなりの頻度で咳嗽を再度訴えられることがあり,その後の外来マネジメントが結構難しくなるのです。なにより,慢性咳嗽を再発してしまうと気管支喘息に将来移行するリスクが高くなるため,しっかりとICSを投与したほうがいいのかなと感じるようになりました。

# 5　咳嗽を和らげる薬剤を求められた！

55歳の女性。細菌性肺炎の治療後，咳嗽が続くということで外来を再度受診しました。精査では新たな異常はみられず，感染後咳嗽という診断に問題はなさそうです。いくつか鎮咳薬を試してみたようですが，あまり効きは良くなさそうです。

　「感染後咳嗽の患者さんがいるんですけど，鎮咳薬を出しても全く効果がなくて……」

指導医「何を使っているの？」

　「メジコン®（15 mg）を3錠分3で処方しています。あまり効かないから患者さん，怒っちゃって。何かいいアイデアはないでしょうか？」

鎮咳薬を処方しても咳嗽がおさまらない患者さん。さて，これ以上鎮咳効果を高めることはできるでしょうか？

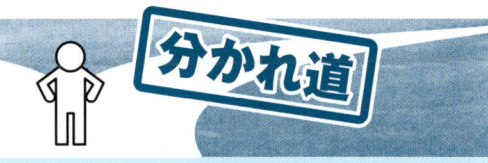

咳嗽を和らげる薬剤を処方できるのか？

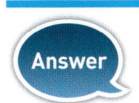

> **Answer** デキストロメトルファン（メジコン®）を増量する。
> あるいは（弱）オピオイドを使用する。

### 原疾患治療が大原則

　本項では、咳嗽の原因は後回しです。とにかく鎮咳効果の高い薬剤は何かという観点から書きます。気管支拡張症の大量の喀痰に対しては去痰薬が有効ですし、気管支喘息発作時の咳嗽なら短時間作用型$\beta_2$刺激薬を使うべきです。気管支喘息にホイホイと鎮咳薬を処方してはダメ。何事も原疾患の治療が大原則。それを頭に入れておいてください。**鎮咳薬はあくまで「咳をどうにか止めたいとき」に使う奥の一手**です。
　現場では、診断をチンタラやっていると咳嗽で苦しんでいる患者さんが不満に思うことも多々あるため、「早く咳を止めてください」という訴えをないがしろにするわけにはいかないのです。

### まずは禁煙！

　意外に忘れがちなのが**禁煙**。たばこを吸いながら咳嗽に苦しんでいる患者さんをみると「コラコラ」と思ってしまいます。喫煙は咳嗽のリスクであることは間違いないので、患者さんが喫煙している場合は禁煙をすすめてください。

### 鎮咳効果の2大巨頭

> ・コデインリン酸（1％）　60 mg 分3
> ・デキストロメトルファン（メジコン®）（15 mg）　6錠分3

　私が「どうしても」というときに使用している鎮咳薬は上の二つです。調べてみると分かりますが、臨床試験が最も多いのがこの2剤です。また、システマティックレビューやガイドラインで有効であると記載があるため、個人的にも信頼しています[1,2]。他にも色々な鎮咳薬がありますが、現時点でこの2剤に勝る有効性を報告した鎮咳薬はありません。

　**コデインリン酸**、通称「**リンコデ**」は中枢性麻薬性で、延髄の咳中枢に作用して鎮咳効果を発揮します。咳の頻度を半分くらいに軽減する効果があるとされています[3-5]。
　がんの鎮痛薬として使用するモルヒネと比較して鎮痛・鎮静作用は極端に弱く、ま

た，モルヒネの副作用として有名な便秘や嘔気といった副作用が少ない点がウリです。一般的に使用されているコデインリン酸 1%（100 倍散）は麻薬施用者免許がなくても処方できるのですが，10%（10 倍散）の場合は麻薬施用者免許が必要なので，研修医の方々は気をつけてください。リンコデはかなり苦く，オブラートに包んで飲むか，大量の水で流し込むかしないと常用は厳しいかもしれません。

**デキストロメトルファン**は，早口言葉みたいな一般名ですが，メジコン® という名前が有名ですね。多くの医師は 15 mg 錠を 3 錠分 3 で使用していますが，私は 1 日 90 mg 使用することが多いです（6 錠分 3）。というのも，ある程度量を上げないと鎮咳効果がないとされているからです[6]。

これでも効果がなければ，塩酸モルヒネを用いることもあります。

> 塩酸モルヒネ散　5〜10 mg　頓服　（2〜3 mg でも効果が出ることも）

塩酸モルヒネは，通常の咳嗽治療に反応しない 3 か月以上続く難治性咳嗽に対してプラセボと比較して咳嗽スコアを有意に下げたとされています[7]。ただし，上述したように，リンコデよりは副作用が出やすいことに注意が必要です。便秘は必発ですし，眠気や嘔気にも気を配らなければなりません。これでも咳嗽がおさまらなければ，基本的に鎮咳薬による鎮咳は難しいと考えます。原疾患のコントロールをどうにかするしかありません。

なお，緩和ケアの領域ではリドカイン（キシロカイン®）50〜100 mg を点滴で単回投与する裏技もあります。

---

### Message

鎮咳薬は咳嗽を止めることのできる魔法の薬ではない。
現時点で有効な鎮咳薬はデキストロメトルファンとオピオイドであるが，それでも咳嗽のコントロールができない患者さんもいることを知っておく。

その後メジコン®を倍量にしてみました。しかしあまり効果はありません。そこで，禁忌がないかどうか添付文書を確認した後，リンコデを処方してみました。すると，これが効果テキメン！

👦「感染症も治ったし，咳も早くおさめることができて，感謝されましたよ」
**指導医**「そりゃあ，よかったね！」

### 文献

1) Yancy WS Jr, et al: Efficacy and tolerability of treatments for chronic cough: a systematic review and meta-analysis. Chest 144:1827-1838, 2013
2) Bolser DC: Cough suppressant and pharmacologic protussive therapy: ACCP evidence-based clinical practice guidelines. Chest 129(1 Suppl):238S-249S, 2006
3) Sevelius H, et al: Objective assessment of antitussive agents in patients with chronic cough. J New Drugs 6:216-223, 1966
4) Sevelius H, et al: Dose response to codeine in patients with chronic cough. Clin Pharmacol Ther 12:449-455, 1971
5) Aylward M, et al: Dextromethorphan and codeine: comparison of plasma kinetics and antitussive effects. Eur J Respir Dis 65:283-291, 1984
6) Paul IM, et al: Dose-response relationship with increasing doses of dextromethorphan for children with cough. Clin Ther 26:1508-1514, 2004
7) Morice AH, et al: Opiate therapy in chronic cough. Am J Respir Crit Care Med 175:312-315, 2007

## Column
## 隠れた鎮咳薬・ハチミツ

　主に小児での報告ですが，鎮咳薬としてハチミツが有効とされています。ハチミツの量は 2.5〜10 mL と様々[8,9]ですが，スプーン 1 杯のハチミツを就寝前に飲ませるとよいと考える研究者もいます。ただし，ハチミツが禁忌にならない 2 歳以上の小児に限りますよ。私もハチミツを一度チャレンジしてみましたが，鎮咳効果はあまりありませんでした。うーん，都市伝説なのかなあ。この知見が本当なら，クマのプーさんは咳が出ないかもしれないですね。その前にプーさん，糖尿病になりそうですね（笑）。

### 文献
8) Oduwole O, et al: Honey for acute cough in children. Cochrane Database Syst Rev. 2012 Mar 14;3:CD007094.
9) Miceli Sopo S, et al: Effect of multiple honey doses on non-specific acute cough in children. an open randomised study and literature review. Allergol Immunopathol (Madr). 2014 Sep 5. pii: S0301-0546(14)00129-3. doi: 10.1016/j.aller.2014.06.002. [Epub ahead of print]

# 6 大量の喀痰，鑑別診断は？

ある日，これまで肺に異常を指摘されたことのない70歳の女性が喀痰を主訴に来院しました。

患者さん 「1か月くらい前から，びっくりするくらいたくさん痰が出るようになって……」
　　　　 「熱とか体がだるいとか，そういう症状はないですか？」
患者さん 「体は元気なのよ。毎日ごはんも全部食べてるし……。ただ，痰が多いの」
　　　　 「そうなんですか。どのくらいの痰の量なんですか？」
患者さん 「そりゃもう，びっくりするくらい」
　　　　 「……びっくりするくらい，ですか」

びっくりするくらいの大量の喀痰を呈する疾患なんてあるのでしょうか？

指導医 「びっくりするかどうかは主観的な言葉だから，注意が必要だね」

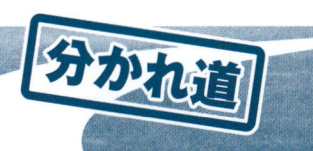

## 分かれ道

**大量の喀痰を呈する疾患は？**

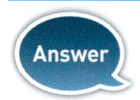

> **Answer** 王道は気管支拡張症，びまん性汎細気管支炎。
> まれな疾患は肺胞蛋白症。そして，よもやの肺がん。

#### 喀痰の量の評価

　喀痰とは読んで字のごとく，痰を喀出することです。そのため，気管支鏡で気管の中をのぞいたときに見えるものは，喀出される前の痰なので，気道分泌物と呼んでいます。気管支鏡の最中に「この患者さん痰が多いですね」というのは間違いで，気道分泌物が多いと述べるのが正解です。まあそんな細かいことはともかくとして，喀痰が多いということは，気道から大量の分泌物が産生されていることを意味します。

　喀痰について問診するときは，「**どのくらいティッシュを使うか**」というのが一つの指標になるのでぜひ聞いてください。それではこの問診の続きをみてみましょう。

---

　　　「では，1日にどのくらいティッシュを使いますか？」
患者さん「そうですね，1日1箱くらいかな」
　　　「……ええっ！」

---

　ティッシュ1箱には現在おおよそ180組360枚（薄い2枚が一緒になっている）入っています。ちなみに昔のティッシュは200組400枚のものが多かったのですが，日本経済の変化によってティッシュの量も変わっていったようです。この患者さんは睡眠時間を換算しない場合，実に8分に1回ティッシュを使っていることになります。外来ではティッシュの指標が使えますが，入院の場合は喀痰を蓄痰して量を測定することもできます。ただ，感染制御の観点からは蓄痰が好ましくないのは言わずもがなです。

#### 大量の喀痰を呈する疾患

　さて，この患者さんは過去に肺の異常を指摘されたことがないだけでなく，比較的元気という特徴があります。細菌感染症も否定はできませんが，食欲がモリモリあるのに無熱性の細菌性肺炎というのも考えにくいですよね。

結論から書くと，大量の喀痰を呈する疾患を挙げるとすれば**気管支拡張症，びまん性汎細気管支炎**が重要です。気管支拡張症は中葉や舌区といった限られた部位に病変をつくることが多いですが，びまん性汎細気管支炎はその名の通りびまん性に細気管支炎を起こすため（**図1-2**），喀痰の量が何倍にも増えるのです。

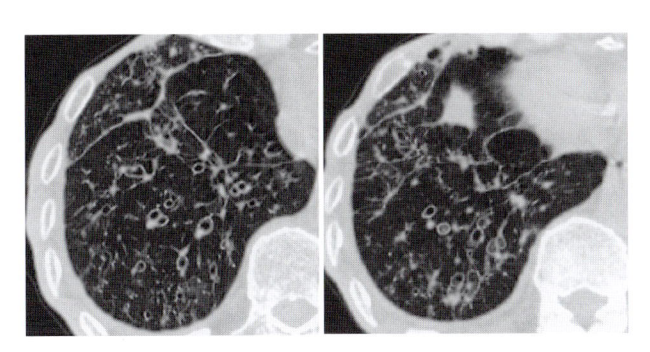

**図 1-2　びまん性汎細気管支炎の胸部 CT 写真**（55 歳，男性）
　　　　気管支の中に既に気道分泌物が見えている。

ここで，呼吸器内科診療で知っておいてほしいことがあります。**気管支拡張症は胸部レントゲン写真で異常がない**と言われることが多いのです。この理由は，気管支拡張が中葉と舌区にあることが多いためです。そのため，胸部レントゲン写真を正面からみると，6番の肺動脈（A⁶）や気管支（B⁶）と重なって見えてしまい，異常が分かりにくいのです（**図1-3**）。胸部 CT を撮影すればすぐに異常が分かりますね。

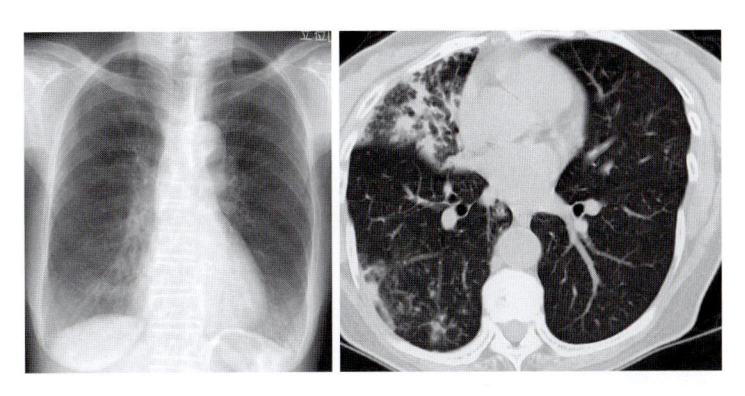

**図 1-3　右中葉の気管支拡張症＋非結核性抗酸菌症の胸部レントゲン写真と胸部 CT 像**
　　　　（65 歳，女性）

そのため，これまで肺に異常を指摘されたことがない中高年女性は，気管支拡張症

があるかもしれないなと思って $A^6$ や $B^6$ のあたりをジーッと見るようにしましょう。

さて，気管支拡張症やびまん性汎細気管支炎では，様々な要因によって喀痰分泌が増えます（**図1-4**）[1]。拡張した気管支の線毛クリアランスが低下し，そこに慢性的な感染症や炎症が加わって相加相乗的に喀痰が増えていきます。安定期には1日25 mL で済むことが多いですが，1日500 mL 以上という大量の喀痰を呈する患者さんも何度か診たことがあります。

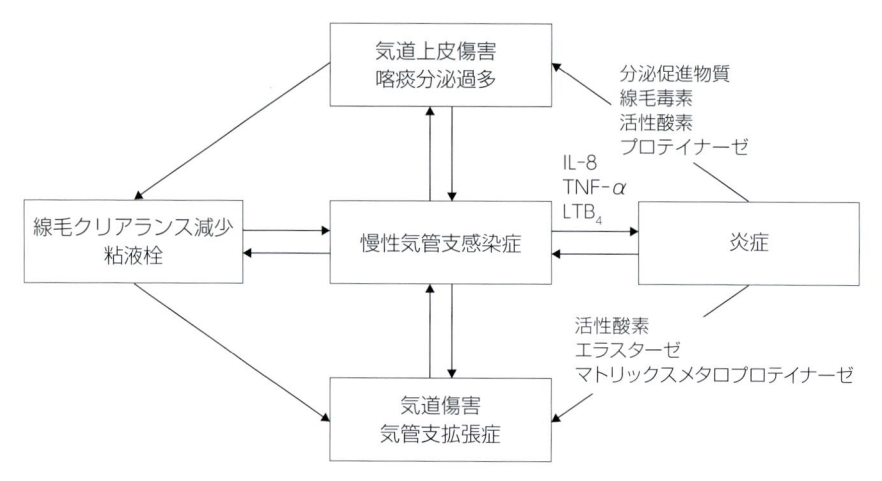

**図 1-4　気管支拡張症と喀痰の関連**

〔Fuschillo S, et al: Mucosal inflammation in idiopathic bronchiectasis: cellular and molecular mechanisms. Eur Respir J 31:396-406, 2008 より〕

そのため，大量の喀痰で鑑別疾患を挙げる場合，気管支拡張症，びまん性汎細気管支炎は鑑別の上位に入れる必要があります。もちろん，common disease である市中肺炎や結核などでも大量の喀痰を呈することがあるので，基本は押さえておいてください。

さて，まれな疾患に，肺胞蛋白症があります。これは肺胞サーファクタントがあふれ出してくる疾患なので，大量喀痰を呈することがあります。ただし，きわめてまれな疾患なので，当院のように呼吸器内科だけで何百床もある病院でない限りは日常臨床で遭遇する可能性はほぼゼロに等しいでしょう。

**忘れてはならないのが肺がん**です。私は，その昔「水が口から湧き出る」という主訴の患者さんを診たことがあります〔bronchorrhea（ブロンコレア：気管支漏）といいます〕。実は，浸潤性粘液腺がん〔以前，気管支肺胞上皮がん：bronchioloalveolar carcinoma（BAC）と呼ばれていた肺がん〕の場合，大量の気道分泌物を呈することがあります。その患者さんは，気管支鏡で気道分泌物を吸引したところ，合計1Lも分泌物が回収されました。なんと1Lですよ。おそるべき量です。浸潤性粘液腺がんの**写真**を掲げます（**図 1-5**）。広汎なスリガラス影が観察されます。このほとんどは，ブロンコレアの水分をみているものと思われます。

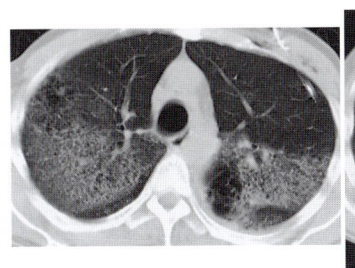

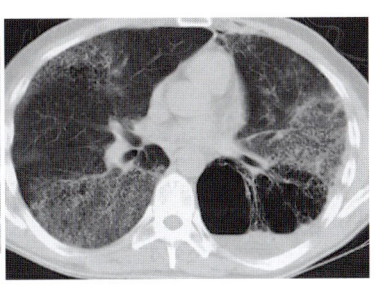

図 1-5 浸潤性粘液腺がん
　　　　がんが穿破し，左胸腔ドレーンが入っている。

> Message
>
> 大量の喀痰を主訴に来院した場合，ティッシュの消費量で程度を類推する。
> また，大量の喀痰を呈する疾患のうち，胸部レントゲン写真で見逃されやすい気管支拡張症は押さえておく。

文献
1) Fuschillo S, et al: Mucosal inflammation in idiopathic bronchiectasis: cellular and molecular mechanisms. Eur Respir J 31:396-406, 2008

# 7 喀痰を和らげる薬剤を求められた！

かかりつけの COPD の患者さんが，去痰薬を求めて来院した。

**患者さん**「どうも朝の痰のキレが悪くてねー……。先生，何かいい薬はないもんかい？　痰がネバっこくて仕方ねえや」

「そうですね，じゃあ私が一番使い慣れているこの去痰薬を処方しましょうか」

……すると，指導医が向こうで手招きしています。指導医のもとへ行くと，こう言われました。

**指導医**「去痰薬を出すのは悪いことじゃないけど，ある程度使い分けられるようにしておこう」

さて，去痰薬はどれも同じなのでしょうか？　あるいは，病状によって使い分けるべきなのでしょうか？

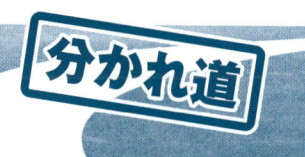

## 分かれ道

**去痰薬は使い慣れたものを処方すればいいのか？**

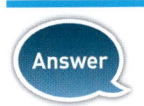

**Answer** キレが悪い喀痰にはムコソルバン® が有効である。

### 去痰薬は全部覚えなくていい

　本来，去痰薬というのはあまり処方しないほうがよいです。原疾患をしっかりとコントロールしてこそ，なので去痰薬はあくまで症状緩和の武器に過ぎません。これは鎮咳薬と同じ考え方ですね。

　表1-10 に示している去痰薬は氷山の一角であって，全て挙げれば山のように存在します。その中で若手医師の方々は「使える去痰薬」を覚えておいてください。私が研修医に教える最初の去痰薬は，**ムコソルバン®** と**ムコダイン®** です。入院患者さんでネブライザーが使用できる場合は，**ムコフィリン®** についても教えます。厳選するなら，この3種類だけ。指導医が「ムコダイン・ムコソルバン療法」と称して去痰薬を併用している場面を目にしたことがあるかもしれませんが，みなさんは去痰薬の原理をちゃんと知って使えるようにしましょう。

　「気道ナントカ薬」という分類が多いので，呼吸器系の薬剤の中でも去痰薬はなかなか嫌われ者です。ちなみに呼吸器内科で一番敬遠されているのが吸入薬です。どうも，種類が多い薬剤は嫌われるようです。去痰薬はジェネリック医薬品が多く，全ては覚えきれません。そのため，最低でも上述した3剤，極論を言えばムコソルバン® とムコダイン® の2剤だけでも使いこなせればよいです。

### ムコソルバン® とムコダイン®

　ムコソルバン® はキレの悪い喀痰に効きます。特に，徐放製剤（ムコソルバンL®）は夜に飲むと朝の排痰がスムーズになるというウリです。そのため，朝の痰のキレが悪いという人にはこれがオススメです。

　ムコダイン® は逆に量が多すぎる喀痰を減らすことができます。そのため，サーファクタント分泌を促進するムコソルバン® とはなんとなく反対のイメージを持っている人も多いことでしょう。特にCOPDの患者さんの喀痰を抑えることで，急性増悪を予防することができるという有名な報告もあります[1]（一応ムコソルバン® にもCOPD急性増悪予防効果の報告はあります[2]）。前項の気管支拡張症のように喀痰が多い患者さんにはムコダイン® は良い選択肢になるでしょう。

　「ムコダイン・ムコソルバン療法」というのはどういう場面で使用できるか考えてみ

### 表 1-10　去痰薬の種類と使用場面

| 分類 | 作用 | 代表的薬剤 | 使用場面 |
|---|---|---|---|
| 気道分泌促進薬 | 気道分泌液を増加させることで喀出しやすくする | ブロムヘキシン（ビソルボン®） | 喀痰が多少増えてもいいので，喀痰のキレをよくしたい<br>※吸入液はアスピリン喘息に禁忌 |
| 気道粘膜潤滑薬 | 肺胞Ⅱ型細胞のサーファクタント分泌を促進する | アンブロキソール（ムコソルバン®，ムコサール®） | キレの悪い喀痰<br>（ムコソルバンL®は夜の内服で朝の排痰に有効） |
| 気道粘液修復薬 | フコースとシアル酸のバランスを正常化する | カルボシステイン（ムコダイン®，カルボシステイン®），フドステイン（スペリア®，クリアナール®） | ・量の多い喀痰<br>・COPD急性増悪の予防 |
| 分泌細胞正常化薬 | 杯細胞の過形成を抑制，粘液産生を抑える | | |
| 気道粘液溶解薬 | 痰中の化学結合などを分解し，粘稠度を低下させる | ・S-S結合分解：システイン系薬：アセチルシステイン（ムコフィリン®），エチルシステイン（チスタニン®），メチルシステイン（ペクタイト®）<br>・蛋白分解：プロナーゼ（エンピナース®）<br>・多糖類分解：ブロムヘキシン（ビソルボン®），リゾチーム（アクディーム®，ノイチーム®） | ・急性期のキレの悪い喀痰（ムコフィリン®ネブライザー）<br>・その他はエビデンス乏しい |
| 界面活性剤 | 痰の表面張力を低下させて排出を促す | チロキサポール（アレベール®） | COPD急性増悪（アレベール®ネブライザー：ただしエビデンス乏しい） |
| 植物由来 | 多くが薬理作用不明 | セネガ，車前草エキス末，桜皮エキス（ブロチン®） | エビデンス乏しい |

ましたが，キレの悪い喀痰を持っているCOPD患者さんであれば，妥当なのかもしれません。ただ，併用にはエビデンスはありません。私は個人的に去痰薬を併用することはあまりないので，これ以上は何とも申し上げられませんが……。

### ムコフィリン®

　ムコフィリン®は呼吸器内科の世界では，特発性肺線維症（IPF）に対して効果が期待されていたのですが，現時点ではそこまで有効とは考えられていません[3]。とはいっても，純粋に喀痰症状に対して実施された大規模試験はまだないので，IPF以外では有効かもしれません。日本ではムコフィリン®はネブライザー吸入として使用するため，急性期の呼吸器疾患で喀痰症状が強いケースに私もよく使用しています。ビソルボン®もネブライザーで使用することがあると思いますが，個人的には気道分泌が増えてしまうことがあるためあまり使用していません。

## Message

キレの悪い喀痰にはムコソルバン®，量の多い喀痰にはムコダイン®を使用すると効果的かもしれない。ただし，喀痰を呈する原疾患の治療が最優先されるべきであって，去痰薬を処方するのは補助的な治療と考えるべきである。

さて，ムコソルバン®を処方してみました。処方して2か月経ったころ外来でこんな発言がありました。

患者さん「そういえば最近痰のキレがいいな」

もちろん，原疾患の経過が良くなったのか，ドンピシャで去痰薬が効いたのか，誰にも分かりませんが……。

### 文献
1) Zheng JP, et al: Effect of carbocisteine on acute exacerbation of chronic obstructive pulmonary disease (PEACE Study): a randomised placebo-controlled study. Lancet 371:2013-2018, 2008
2) Malerba M, et al: Effect of twelve-months therapy with oral ambroxol in preventing exacerbations in patients with COPD: double-blind, randomized, multicenter, placebo-controlled study (the AMETHIST Trial). Pulm Pharmacol Ther 17:27-34, 2004
3) Idiopathic Pulmonary Fibrosis Clinical Research Network: Randomized trial of acetylcysteine in idiopathic pulmonary fibrosis. N Engl J Med 370:2093-2101, 2014

> **Column**
>
> ## 桜の木が痰に効く
>
> 表 **1-10** にも掲載してありますが，桜皮エキス（ブロチン®）という去痰薬には桜が含まれています。これは，桜の樹皮から抽出したエキスだそうです。実は桜の木は古くから日本の鎮咳去痰薬として用いられているそうで，フラボノイド配糖体が有効成分と考えられています。私は観賞用の樹木だと思っているので，桜の木を使うのがなんだかもったいない気がしますが……。

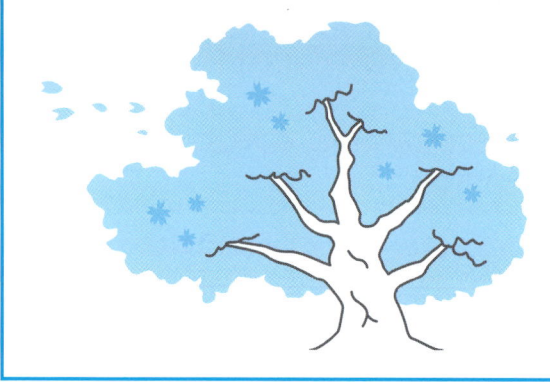

# 8 血痰が出た！

気管支拡張症で通院している 80 歳の女性がいました。胸部レントゲン写真でも分かるくらい，中葉と舌区の気管支が拡張していましたが，症状は軽度の呼吸困難感があるだけでした。そんな彼女が，ある日外来であなたにこう言いました。

患者さん「なんか最近，咳をしたらティッシュに血混じりの痰がつくのよ」

「……ええっ！」

患者さん「ドラマとかであるじゃない？　喀血っていうの？　それがコワくてコワくて……」

いきなり外来で血痰があると言われたあなた。気管支拡張症の場合，血痰の症状はよくあること。止血剤を処方するだけでいいのか，あるいはその他の疾患を考えるべきか。さて，どうしましょう。

## 分かれ道

**血痰が出ているのは原疾患のせい？
それとも別の疾患を考えるべきか？**

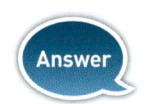

**Answer** 喀痰の抗酸菌検査と胸部 CT 検査を行うべきである。対症療法として止血剤としてアドナ® とトランサミン® を処方する。

### 一番コワいのが結核！

　気管支拡張症の場合，27% に血痰の症状を合併するとされています[1]。そのため，気管支拡張症の患者さんが「血痰が出ました」というケースは往々にしてあるわけです。そんなとき，必ず行わなければならない検査があります。それが**喀痰の抗酸菌検査**(塗抹・培養)です。

　抗酸菌のうち，不意打ちをくらわされるのが**結核菌**です。非結核性抗酸菌症だと思い込んでいたら，PCR で結核菌が陽性になることもあります。そのため，気管支拡張症の患者さんが血痰を呈していたら，結核をまず除外してください。これは，公衆衛生学的にも重要なことです。次に重要なのが非結核性抗酸菌症です。**非結核性抗酸菌症**の合併は，気管支拡張症がある患者さんでは頻度が 50〜75 倍になるとされており[2]，たとえ血痰の症状がなくても定期的に喀痰の抗酸菌検査を行う必要があります。

　気管支拡張症に限らず，血痰をみたらまず結核を否定してください。これは，とても重要なことなので覚えておいてください。

　そして，画像評価は胸部レントゲン写真でもよいですが，可能ならば胸部 CT 検査を撮影してください(**図 1-6**)。抗酸菌症の場合，細かい粒状影(散布影)が気道周囲にみられます。

### 肺がんも見逃してはいけない

　抗酸菌感染症以外に見逃してはいけないのが，肺がんです。どのような呼吸器疾患でも，その炎症の修復過程で肺がんが発生することがあり[3]，胸部画像で肺野に増大する結節影があれば，肺がんを疑って検査をすすめる必要があります。**あらゆる肺の陰影に関して，結核と肺がんは除外しておきたい**と思うのが私たち呼吸器内科医なのです。

### 結核が否定されたら気管支鏡検査を

　言わずもがな，血痰の存在は異常です。そのため，結核が否定されたら気管支鏡で気管支の中をのぞいたほうがよいでしょう。意図せぬ気管内腫瘍があると，血痰が出

**8** 血痰が出た！

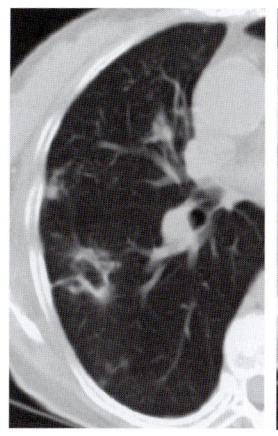

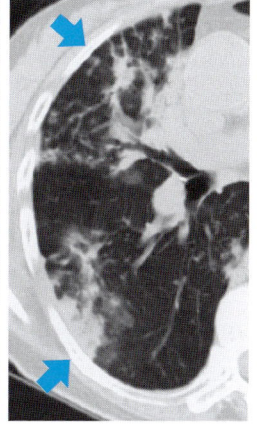

図 1-6　肺結核の胸部 CT 像
　　　　気管支拡張症の経過観察中に肺結核を発症した（矢印）．

ている部位が肉眼的に分かるからです．気管支鏡を行えば，洗浄して検体を得ることもできるので，喀痰検体の質が不良な患者さんは洗浄検体を抗酸菌検査に提出しましょう．

### 止血剤

　一般的に止血剤はアドナ®とトランサミン®が使用されますが，私もこの 2 剤を使用しています．

---
・アドナ®（10 mg）　3 錠～9 錠分 3　（30 mg 錠もある）
・トランサミン®（250 mg）　3 錠分 3
---

　コクランレビューでは，トランサミン®がプラセボと比較して加重平均差で出血時間を短くする効果が報告されていますが[4]，臨床試験が少ないので，一体どこまで止血剤が効果を発揮しているのか私にも分かりません．
　止血剤ではどうにもならない場合，あるいは血痰ではなく喀血のような重篤な事態の場合，気管支動脈塞栓術や緊急手術を行うこともあります．そのため，私は事前に造影ダイナミック胸部 CT を撮影して気管支動脈を 3D で観察することが多いです．

## Message

いかなる疾患であっても血痰をみたら結核と肺がんを疑う。

この患者さんは，喀痰の抗酸菌塗抹検査を提出したところ，陰性でした。ホッとした後で気管支鏡を行うと，洗浄検体から悪性細胞が多数検出されました。

**指導医**「気管支拡張症の患者さんが，肺がんを合併したんだね」

80歳と高齢でしたが，EGFR遺伝子変異が陽性であり，イレッサ®の内服を開始しました。その後，腫瘍は徐々に縮小していきました。

文献
1) King PT, et al: Characterisation of the onset and presenting clinical features of adult bronchiectasis. Respir Med 100:2183-2189, 2006
2) Seitz AE, et al: Trends in bronchiectasis among medicare beneficiaries in the United States, 2000 to 2007. Chest 142:432-439, 2012
3) Gomes M, et al: The role of inflammation in lung cancer. Adv Exp Med Biol 816:1-23, 2014
4) Prutsky G, et al: Antifibrinolytic therapy to reduce haemoptysis from any cause. Cochrane Database Syst Rev. 2012 Apr 18;4:CD008711

## 9　喀痰抗酸菌塗抹が陽性に！すぐに結核病棟のある病院へ紹介するべきか？

気管支肺炎疑いで入院になった50歳の女性がいました。血液検査や喀痰検査など一式オーダーを出して，カルテを書いていると検査科から電話がかかってきました。

**検査科**「先生，**喀痰の抗酸菌塗抹が陽性**です！」
　　　　「な，なにーーっ！」

横にいた看護師長がそれを聞きつけ，すぐさまあなたに詰め寄りました。

**看護師長**「一刻も早く結核病棟のある病院へ転院させてください！今すぐ，1秒でも早く！」
　　　　「え，ええと……」

この患者さんは今すぐ転院の紹介をしたほうがよいでしょうか。どうしましょう。

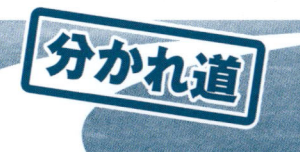

### 分かれ道

**喀痰の抗酸菌塗抹検査が陽性になった場合，すぐに転院させるべきか？**

> **Answer** まずは，病院のICTに相談するべきである。可能なら個室隔離をして，結核菌のPCRの結果を待つ。迷ったら早めに結核病棟のある病院へ紹介する。

### 抗酸菌塗抹⇒結核⇒結核病棟のある病院へ転院

　私の勤務している病院には結核病棟があるので，当然ながら私は結核の診療に慣れています。そのため，他院から「喀痰の抗酸菌塗抹検査が陽性になりました。あとはよろしくお願いします」といった感じの紹介を受けることがしばしばあります。

　このケースの看護師長さんの対応は必ずしも間違ってはいません。肺結核を疑い，周囲に感染リスクを広げる前に転院を打診するのは管理職として当然の考えです。しかし，果たしてこのケースは，本当に肺結核なのでしょうか？

　ご存じの通り，*Mycobacterium avium* complex(MAC)や *M. kansasii* といった**非結核性抗酸菌症であっても喀痰の抗酸菌塗抹検査は陽性になります**。基本的に，**非結核性抗酸菌症はヒトからヒトへうつりません**（うつる菌もあるんですけどね）。だから，結核の場合は隔離が必要ですが，非結核性抗酸菌症の場合は隔離なんて必要ないわけです。しかし，塗抹検査だけでは結核なのか非結核性抗酸菌症なのか絶対に分かりません。いや，絶対というのは言い過ぎですかね。確かに肺結核は上葉に空洞とtree in budパターンの散布影がみられることが多いですし（図1-7），非結核性抗酸菌症は中葉や舌区の気管支周囲の粒状影を呈することが多いです。類推は可能なのです。ただし，画像所見はあくまでトレンドの話。実臨床では，気管支拡張症がある中葉に肺結核を発症することもあれば（→44ページ），上葉に空洞を呈する非結核性抗酸菌症もあります（*M. kansasii* はまさにそうです）。

　実際のところはケースバイケースになることが多く，いくら非結核性抗酸菌症の画像所見に合致していても，糖尿病のコントロールがHbA1c 11%と不良だったり，血清アルブミンが1.9 g/dLしかない低栄養状態だったりする場合は，結核と考えて紹介したほうがよいです。

　喀痰の抗酸菌塗抹検査が陽性になった場合の答えを一つ提示するとすれば，**個室隔離をしてPCRを待つ**というのがおそらく正しい答えでしょう。ただし，病院に勤務する医師は，インフェクションコントロールチーム(ICT)あるいは産業医の意向に従うべきだと考えます。独断で隔離を指示するよりも，複数の医師で決定するよう心がけましょう。ひいては，それがあなたの身を守ります。

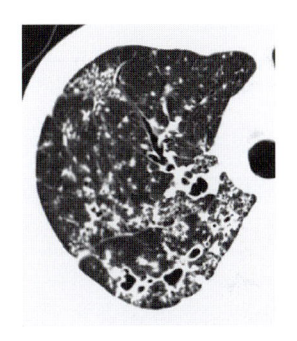

図 1-7　典型的な肺結核の胸部 CT 写真
　　　　上葉の多発空洞性病変，tree in bud パターンを伴う散布影

## PCR は早ければ次の日には結果が出る，LAMP 法なら即日！

　病院の検査システムにもよりますが，その日の喀痰の抗酸菌塗抹検査が陽性になった場合，翌日に PCR が出るはずです。患者さんが隔離さえされていれば，PCR のために別に 1 日くらい待っても何も問題ありません。数時間前まで気管支肺炎としてケアしていた患者さんが，結核疑いだからといって 1 分 1 秒を争う事態になるということ自体，おかしな話です。結核という病気は，大動脈解離や急性心筋梗塞のような緊急事態ではありません。慢性の感染症です。
　そして，PCR が陽性ならば，結核病棟のある病院へ紹介しましょう。
　PCR も万能ではなく，塗抹菌量があまりにも少ない場合に偽陰性になることがあります。そのため，迷ったら結核病棟のある病院へ相談したほうがよいでしょう。
　最近は LAMP 法を用いる病院も増えてきたので，PCR のように時間がかからずに結果が出るのであれば，その結果を待ってからで十分だと思います。LAMP 法はまず間違いなくその日のうちに結果が出るはずです。

## 個室もなく，絶対に隔離できない場合

　さすがにカーテン隔離というギャンブルをするわけにはいかないので，当日に結核病棟のある病院へ紹介するしかないでしょう。ただし，後から非結核性抗酸菌症でした，と帰ってきて恥ずかしい思いをすることもあるので注意してください。

## Message

喀痰の抗酸菌塗抹検査陽性＝結核ではない。

---

幸い個室が空いていたので，患者さんに個室に移ってもらいました。LAMP 法を採用していない病院だったため，翌日の PCR が出るまでは，N95 マスクをつけてケアを対応することにしました。そして翌日，PCR の結果が返ってきました。

**検査科**「先生，結核菌 PCR は陰性でした」

よかったよかった，と晴れて患者さんは個室隔離解除となりました。気管支肺炎ではなく，肺 MAC 症だったようです。その後，リファンピシン・エタンブトール・クラリスロマイシンの 3 剤併用療法を導入しました。

---

### Column 塗抹陰性，PCR 陽性

　喀痰の抗酸菌塗抹検査が陰性なのに結核菌の PCR が陽性になることがあります。この場合は，結核と考えてよいです。ただし，感染性はほとんどありませんので，外来治療が可能です。結核診療に慣れていない病院の場合，結核の専門病院へ紹介することがほとんどだと思いますが……。
　とにかく結核菌の感染性があるかどうかは，塗抹が陽性か陰性かにかかっています。

# 10 慢性呼吸器疾患の患者さんのSpO₂が低下してきた！

1か月ごとに外来を定期受診しているCOPDの77歳の男性がいました。受診時にSpO₂を測定するのですが，測定するたびに91％，90％，89％と低下してきました。

　　「うーん，そろそろ在宅酸素療法が必要かもしれませんねえ」

患者さん「全然しんどくないんですけど，それって絶対やらなきゃダメですか？」

　　「えっ……」

患者さん「在宅酸素療法って，街中でボンベを引っ張って歩いている，アレでしょ？　私はイヤですよ」

さて，この患者さんに在宅酸素療法を開始するよう説得すべきでしょうか？

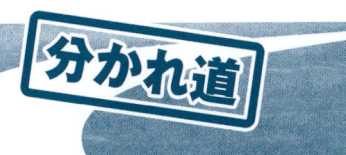

## 分かれ道

**在宅酸素療法を開始するタイミングは？**

> **Answer** 加齢とともに必要になる可能性が高いので，早めに慣れておいたほうがよいと考え，導入する。
> ただし，患者さんと十分話し合ってから決定する。

### $SpO_2$ 90% 安全神話

　この内容は講演のときにもよく話に出すのですが，日本の病院では「$SpO_2$ 90% 安全神話」がちょっぴり根強いです。これは「$SpO_2$ 90% は大丈夫だが，$SpO_2$ 89% は大丈夫でない」という，単純明快な判断基準です。$SpO_2$ 90% という数値は $PaO_2$ 60 Torr に該当するため，後述の在宅酸素療法の保険適用基準に合致します。また，これらは呼吸不全の定義の数値でもあります。

> 呼吸不全……室内気吸入時の $PaO_2$ が 60 Torr 以下となる呼吸器系の機能障害，またはそれに相当する異常状態。

　そのため，安静時の $SpO_2$ が 90% 以上あっても，労作時 $SpO_2$ が 89% ならば，呼吸不全なのだから酸素を吸ったほうがよいという結論に至ってしまいます。私は，患者さんに在宅酸素療法を開始するとき，数値だけでは判断しません。数値を補助的に使うことはあっても，必ず間を空けて別の日に再度判定します。国際的にも複数回の測定が推奨されています[1]。

### 在宅酸素療法はいつ始めるべきか？

　在宅酸素療法は健康保険が適用されており，**表 1-11** の条件を満たした場合開始されます。呼吸器疾患の場合，$PaO_2$ が 60 Torr 以下になってくると，必要時に開始することが可能です。
　もし患者さんが進行性の疾患を有していて，加齢とともに確実に $SpO_2$ が低下することが予想されるならば，早めに酸素療法を導入してもよいでしょう。確かに，慣れるのは早いほうがよいかもしれません。ただし，患者さんからしてみたら，少しでも遅らせたい気持ちがあるはずなので，そこは患者さんと何度も話し合って決めましょう。このケースでもまだ $SpO_2$ は 90% 近くあるのです。慌てなくても大丈夫！
　私は，酸素処方を行うことで，① **呼吸困難などの疾患症状の改善**，② **QOL の改善**，③ **予後の改善**，が期待される場合，在宅酸素療法の導入を早めにすすめています。

### 表 1-11　在宅酸素療法の社会保険適用基準

| |
|---|
| 1. 高度慢性呼吸不全例<br>PaO₂ 55 Torr 以下の者および PaO₂ 60 Torr 以下で睡眠時または運動負荷時に著しい低酸素血症を来す者であって，医師が在宅酸素療法を必要であると認めたもの。 |
| 2. 肺高血圧症 |
| 3. 慢性心不全<br>医師の診断により NYHA3 度以上であると認められ，睡眠時のチェーン・ストークス呼吸がみられ，無呼吸低呼吸指数（1 時間あたりの無呼吸数および低呼吸数をいう）が 20 以上であることが，睡眠ポリグラフィー上で確認されている症例。 |
| 4. チアノーゼ型先天性心疾患 |

　酸素療法の導入に承諾いただけたら，安静時，労作時，入浴時，就寝時に一体どのくらいの流量が必要なのか決定しましょう。そのためには，できれば入院して生活シミュレーションを行うほうがスムーズに導入できるかもしれません。

#### 在宅酸素療法は患者さんの人生を変える

　在宅酸素療法は，医師が書類を書けばそれだけで開始することができます。医療従事者にとっては，比較的簡単に導入できるわけです。しかし，患者さんはそうはいきません。なにせ，毎日酸素を吸うわけですから。**在宅酸素療法によって，人生は一変してしまいます。**今まで気楽に行っていた卓球サークルに行けなくなる，近所の仲良しが集まるランチにも恥ずかしくて行きにくくなる，鏡に映った自分の姿を見ると，病人になってしまったような気がする，等々。在宅酸素療法を受けている患者さんの外出頻度を老人クラブ会員のそれと比較したところ，有意に少なかったとする報告もあります[2]。

　私たち医療従事者は，常に患者さんの生活をイメージしなければなりません。普段の生活に酸素療法が入ってしまうことで，何が問題になるのか，何がつらいのか。そういった問題と向き合うことができなければ，安易に酸素処方をしてはいけません。

　現時点では，酸素療法の開始基準が境界線上にあるような患者さんに酸素処方を行うかどうかは，おのおのの医師の裁量に任されています。そのため全く同じ患者さんでも，主治医によっては酸素療法を導入する場合と導入しない場合が発生します。

> ### Message
> 在宅酸素療法は患者さんの今後の人生を大きく変える。患者さんの生活を最大限考慮して酸素処方を決定すべきである。

外来で酸素療法がそろそろ必要になるかもしれない，と患者さんに話をさせていただきました。

患者さん「先生，ちょっと待ってくれ．来月に職場を引退するんだ．その後じゃダメかい？」

「……分かりました．急いで導入しなければならないというわけではないので，退職後に酸素療法を開始しましょう」

職場に酸素ボンベを持っていくのが恥ずかしい患者さんの気持ちをおもんぱかって，あなたは少しだけ酸素療法の開始まで猶予をもたせることにしました．患者さんは職場を引退した後，笑顔で外来にやってきました．

患者さん「さあ，酸素療法とやらを始めますか！」

### 文献

1) Vestbo J, et al: Global strategy for the diagnosis, management, and prevention of chronic obstructive pulmonary disease: GOLD executive summary. Am J Respir Crit Care Med 187:347-365, 2013
2) 佐藤　忍，他：在宅酸素療法患者の最大歩行距離と外出頻度の関連．日呼吸誌 36:46-52, 1998

# 11 縦隔リンパ節が腫大していた！

胸部レントゲン写真で肺門部が少しだけ拡大していると指摘された44歳女性。2週間前に風邪をひいたくらいで，現在は全く症状もなく元気に保育士の仕事をしているそうです。図1-8のような画像所見が得られました。

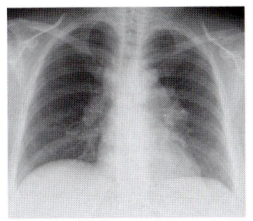

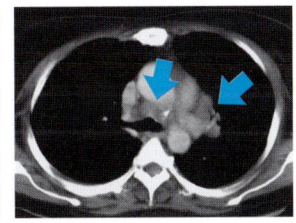

図1-8　胸部レントゲン写真と造影胸部CT写真

「あれ，縦隔リンパ節が腫れている……。若いし，両側肺門部リンパ節腫大（BHL）ですから，サルコイドーシスですかねー？」

**指導医**「さあどうかな？　実は，無症状の縦隔リンパ節腫大の診断はとても難しいんだよ」

さて，この患者さんの病気は一体何なのでしょうか？

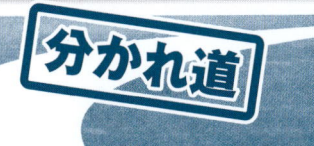

## 分かれ道

**無症候性縦隔リンパ節腫大の鑑別疾患は？**

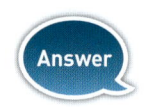

> **Answer** サルコイドーシス，結核性リンパ節炎が多い。
> よもやの悪性リンパ腫と肺がんも視野に入れておく。
> 菊池病も知っておいて損はない。

## 偶然発見された縦隔リンパ節腫大

　縦隔リンパ節とは**図1-9**に示す通り，青色で表示された縦隔内のリンパ節のことです．1番から12番までありますが，全部覚えるのは私たち呼吸器内科医でも至難の業なので若手の医師は，**7と4Rだけ覚えておいてください**．7は気管分岐部の真下にあります，左右の気管支を足に見立てると，お股についているのが7です．

　肺門部にはリンパ節がたくさんあるうえ，血管との区別がつかない若手医師が多いので，ここではあえて触れません．7と4Rは気管分岐部の周りにあるので，非常に分かりやすいのです．そのため，**縦隔リンパ節が腫大している場合，初学者はまず7と4Rをみましょう**．7は気管分岐部の真下にあるので，気管が左右に分かれた後すぐにその間に登場します．一番簡単です．このケースの画像では4Rと5が腫大しています．造影剤を使わないと，上大静脈や大動脈と区別できない研修医の方もいるので，可能なら造影剤を使って評価をしましょう．ちなみに，ここでいうリンパ節腫大とは**短径1cm以上**のことを指します．

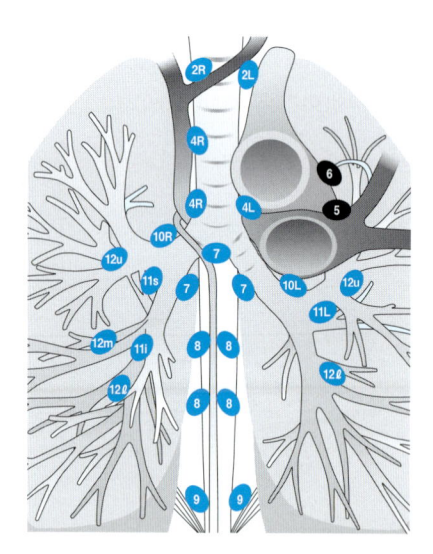

図1-9　縦隔リンパ節（青色の部分）

## 結核と悪性疾患をまず否定すること

　呼吸器内科医のクセみたいなものなのですが，とりあえず結核と悪性腫瘍が怖い，見逃したくない．とりわけ，無症状の縦隔リンパ節腫脹を放置していてどんどん大きくなってきたら，目も当てられません．

　そのため，まず最初は**積極的に結核性リンパ節炎や悪性疾患を疑ってください**．一番重要な検査は気管支鏡検査です．EBUS-TBNAというリンパ節を刺す検査で，リンパ節の組織を採取します．もちろん，縦隔鏡でもいいのですが，縦隔鏡は局所麻酔では少々やりにくいため，私たちはEBUS-TBNAを選択します．PET検査で悪性かどうか判断すればいいんじゃないの？とお思いの読者もいるかと思いますが，現在日本で使用されているPET機器の場合，実はサルコイドーシスなどの良性疾患と悪性疾患の鑑別にはあまり役に立ちません[1,2]（エキスパートによれば，分布が特徴的なので鑑別可能との意見もあります）．PETで強い集積があっても結核性リンパ節炎でした，サルコイドーシスでした，という患者さんはたくさんいます．PET検査を補助診断的に用いることもありますが，一番重要なのは気管支鏡検査による**生検**です．なお，がん疑いでのPET検査は保険適用外なので注意してください．

　非侵襲的な検査として，インターフェロンγ遊離アッセイである**クオンティフェロン（QFT）**やT-SPOTは非常に有用です．とくに本症例のような20〜40歳の患者さんの場合，結核の既往歴がある場合を除いて"**結核にかかっていないことが前提**"であるため，健常者ではQFTは陰性になります．これが陽性という結果であれば，結核性リンパ節炎の確からしさはグンと増します．ただし，30代頃まではQFT陽性率は健常者でも5%を下回っているのですが，50〜60代以降だと10%近くまで頻度が上昇します[3]．そのため，QFTが感度100%という検査ではないことを知っておかねばなりません．これもあくまで補助診断です．

　他の補助的な診断として，腫瘍マーカー，喀痰の抗酸菌検査，血清ACE，血清sIL2-Rなどがあります．しかしながら，最終的に生検をしなければ，サルコイドーシス，悪性腫瘍，結核性リンパ節炎の鑑別はできません．

---

　この患者さんのQFTは陰性でした．そして，腫瘍マーカーなどの血液検査も全て陰性でした．唯一CRPだけが軽度上昇していた程度でした．その後，EBUS-TBNAによって生検が行われま

した。一体どんな病気なのか，あなたも指導医もかたずをのんでその結果を待っていました。

病理組織（**図1-10**）より，サルコイドーシスでも悪性腫瘍でも結核性リンパ節炎でもない，**菊池病**と判明しました。

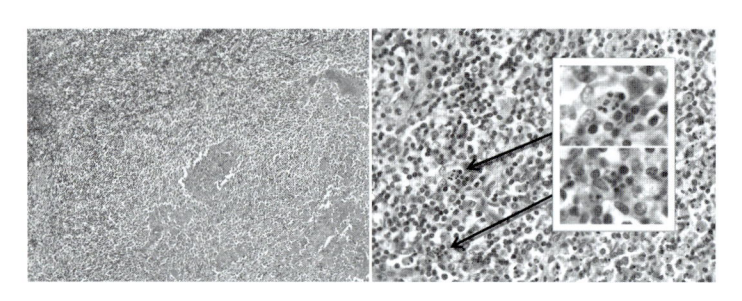

図1-10　病理所見：組織球性壊死性リンパ節炎
　　　　Nuclear debrisと呼ばれる核崩壊産物を貪食したマクロファージがみられる（拡大部）。

## 忘れがちな菊池病

　**菊池病**は，比較的日本に多い疾患です。国際的には，発見者の名をとってKikuchi-Fujimoto diseaseと呼ばれています[4,5]。これは感冒様症状の後に引き続いて主に頸部リンパ節腫大が起こり，縦隔リンパ節もおかされることが多いのです。原因は不明ですが，EBウイルス，ヘルペスウイルス，HIV，パルボウイルスB19，エルシニア，トキソプラズマなどの何らかの感染や自己免疫疾患が契機で発症すると考えられています。非常に経過は良好で，無治療で2か月以内に治癒することが知られています。20〜40歳くらいの女性に好発するのですが，実臨床では見逃されている例も多いと思います。中村らの感染症学雑誌の論文が非常にまとまっていて分かりやすいです[6]。

　私も危うく結核性リンパ節炎と誤診しかけた菊池病を経験したことがあります[7]。

**11 縦隔リンパ節が腫大していた！**

### Message

縦隔リンパ節の診断は難しく，最終的に生検を要することが多い。
サルコイドーシス，悪性リンパ腫，結核性リンパ節炎が3大鑑別疾患。
そして第4の存在，菊池病を覚えておこう。

その後の患者さんの胸部レントゲン写真です（**図1-11**）。少し肺門部のリンパ節腫大は縮小しましたね。このように菊池病の場合，勝手に自然軽快することがほとんどなのです。少し肥満があり，中性脂肪が高かったので，患者さんには生活指導を行いました。

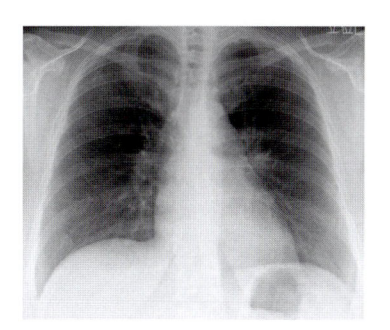

図1-11　菊池病発症から2か月後の胸部レントゲン写真

　　　「サルコイドーシスと決めてかかると，色々な病気を見逃しそうですね……」

**指導医**「そうだね。とにかく結核と悪性腫瘍さえ否定できれば，あとはゆっくり診断をつければいいんだ。菊池病は意外にも見過ごされていることが多い疾患だから，これを機に覚えておくといいね」

文献

1) Kaira K, et al: Diagnostic usefulness of fluorine-18-alpha-methyltyrosine positron emission tomography in combination with 18F-fluorodeoxyglucose in sarcoidosis patients. Chest 131:1019-1027, 2007
2) Herth FJ, et al: Endobronchial ultrasound-guided lymph node biopsy with transbronchial needle forceps: a pilot study. Eur Respir J 39:373-377, 2012
3) Mori T, et al: Waning of the specific interferon-gamma response after years of tuberculosis infection. Int J Tuberc Lung Dis 11:1021-1025, 2007
4) 菊池昌弘：特異な組織像を呈するリンパ節炎について. 日血会誌 35: 119-120, 1972
5) 藤本吉秀, 他：頸部の亜急性壊死性リンパ節炎―新しい病態の提唱. 内科 30: 920, 1972
6) 中村 造, 他：菊池病 69 例の臨床的検討. 感染症誌 83:363-368, 2009
7) Kurahara Y, et al: Kikuchi-Fujimoto disease mimicking tuberculous lymphadenitis. Intern Med 51:1927-1930, 2012

# 12 腫瘍熱か，感染症か？

肺がんに対する化学療法のために入退院を繰り返している64歳の男性がいました。もともと腫瘍熱がベースにある患者さんで，平均でも37.6℃くらいの微熱がある状態が続いています。長男が経営している保育施設の手伝いをするのが好きで，子どもと触れ合うのが大好きだそうです。いつものように抗がん剤を投与してから退院した後，1週間経った頃にあなたに電話がありました。

患者さん「先生，昨日の夜からいつもの腫瘍熱よりもちょっと体温が高めなんですよ。37.9℃くらい」

「たしか，保育所で子どもたちと触れ合っていらっしゃるんですよね？」

患者さん「もしかしたら，子どもたちから風邪をもらったのかなあ？」

「そうですね，ただの風邪かもしれませんし……。腫瘍熱がいつもより高いだけかもしれませんし……」

と電話口で答えていると，指導医が"外来に来るように伝えなさい"と身振り手振りであなたに指示をしてきました。

「いや，しかし心配ですから，一度今日病院に来ていただけませんか？」

いつもの腫瘍熱が少し高めに出ているだけか，ただの風邪か，と楽観的なあなた。指導医は病院に来るように指示を出しました。患者さんは，本当に病院に来たほうがよいのでしょうか？

## 分かれ道

### 腫瘍熱がいつもより高い患者さん，外来受診したほうがよいか？

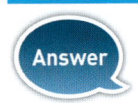

**Answer**　抗がん剤治療中の場合，発熱性好中球減少症を否定しなければならない。

### そもそも腫瘍熱とは

　腫瘍熱は，患者さん自身のマクロファージやがんそのものによって産生されるtumor necrosis factor（TNF），インターロイキン，インターフェロンなどがプロスタグランジンを誘導し，体温調節中枢（preoptic anterior hypothalamus-poah）に作用して体温のセットポイントを上昇させるために起こると考えられています[1]。

　腫瘍熱は，Changによる基準が最も有名です（表1-12）[2]。37.8℃に到達していない微熱の患者さんもたくさんいるので，こればかりは定義に当てはまるとか当てはまらないとかクリアカットに判断するものではないと思っています。

#### 表1-12　腫瘍熱の定義

1. 1日1回37.8℃以上の熱が出る
2. 発熱が2週間以上続く
3. 身体所見や各種培養検査，画像検査で感染が否定されている
4. 薬剤，輸血，放射線治療，化学療法による反応が否定されている
5. 適切な抗菌薬を7日以上使用しても改善しない
6. ナプロキセンによりすぐに解熱し，使用中は平熱を保持している

〔Chang JC: Neoplastic fever. a proposal for diagnosis. Arch Intern Med 149:1728-1730, 1989 より〕

　「適切な抗菌薬を7日以上使用しても改善しない」という項目は，結果的に腫瘍熱に対する抗菌薬の投与が適切でなかったということになりますので，なんだかこの定義にひしひしと矛盾を感じるのは私だけではないはずです。

　腫瘍熱と判断するうえで重要なのは，**感染症を除外すること**です。特に，**抗がん剤**

治療中の発熱性好中球減少症，放射線治療中の放射線肺炎などは除外必須です。

　腫瘍熱は**間欠熱**のパターンをとることが多く，発熱のないときには心拍数が上昇しないという点で細菌感染症と鑑別が可能という報告があります[3]。これはなんとなく，実臨床にマッチした報告だな，と思いました。

　**見た目が sick かそうでないか**が鑑別に重要という意見もよく聞きます。発熱性好中球減少症は教科書的には内科的エマージェンシーと書かれていますが，当の本人はケロッとしていることも少なくありません。私は，見た目は元気という情報は腫瘍熱か感染症かの判断にはあまり役に立たないと考えています。これは私が肺がんという固形がんを主に診療しているバイアスもあるかもしれませんが，元気な発熱性好中球減少症は結構多いです。

## CRP，プロカルシトニンは役に立つか？

　がんの患者さんではC反応性蛋白（CRP）が高いことが多く，腫瘍熱と感染症の鑑別には使えないと言われています[4]。肺がんの場合，腫瘍径が大きくなるほどCRPも高くなると言われています[5]。プロカルシトニンについては本当に腫瘍熱と感染症を鑑別できるパワーがあるのかはまだはっきりとしていませんが，敗血症を早期に同定するバイオマーカーとしては有用と考えられます[6,7]。

　ケースバイケースなので一概には言えませんが，抗がん剤の治療中にCRPが2 mg/dLから20 mg/dLに上昇して38℃の発熱があれば，私は腫瘍熱よりも感染症を疑うと思います。

　腫瘍熱と感染症では産生されるサイトカインに違いがあるという知見もあるので，近い将来有用なバイオマーカーが登場するかもしれませんが，まあ期待せずに待ちましょう。

## 鑑別にナイキサン®テストは重要なのか？

　ナプロキセンテスト，日本では商品名をそのまま使ったナイキサン®テストという診断法があります。上述の腫瘍熱の定義のところでも記載してありますね。Chang医師は，腫瘍熱が強く疑われる患者でナプロキセンを投与することで解熱の効果を検証しました。種々の検査で感染症の存在を除外したうえで，ナプロキセンをおのおのの患者さんに投与しました。その結果，腫瘍熱の患者では90％以上の患者さんで解熱がみられたと報告しています[8,9]。同じ研究グループからの報告ばかりというのがどうしても引っかかりますが……。

　ナプロキセン，インドメタシン，ジクロフェナクナトリウムを比較した小規模な試

験も報告されていますが，基本的に腫瘍熱の患者さんでは解熱が得られるものの，やはりナプロキセンによる解熱が早かったとされています[10]。

　個人的には解熱作用がある薬剤であれば，何であっても下がると思っているので，とりわけナイキサン®に固執する必要はないと考えています。

---

### Message

がん患者さんが発熱した場合，腫瘍熱を疑う前に感染症を除外する必要がある。特に，発熱性好中球減少症は見逃さないようにしたい。

---

その後，外来に来た患者さんの採血結果を見てあなたは驚きました。

「好中球がゼロです！」

末梢血の好中球がほぼゼロという結果でした。CRPも，いつもは1ケタなのに，今日は2ケタでした。

**指導医**「発熱性好中球減少症だろうね。喀痰も増えているみたいだし，胸部レントゲン写真と血液培養をとって，痰のグラム染色をしてみようか」

---

#### 文献

1) 吉川哲矢，他：腫瘍熱．治療 92: 1977-1981, 2010
2) Chang JC: Neoplastic fever. a proposal for diagnosis. Arch Intern Med 149:1728-1730, 1989
3) Liaw CC, et al: Using vital sign flow sheets can help to identify neoplastic fever and other possible causes in oncology patients: a retrospective observational study. J Pain Symptom Manage 40:256-265, 2010
4) Kallio R, et al: C-reactive protein and erythrocyte sedimentation rate in differential diagnosis

between infections and neoplastic fever in patients with solid tumours and lymphomas. Support Care Cancer 9:124-128, 2001
5) Tulek B, et al: Serum C-reactive protein and procalcitonin levels in non-small cell lung cancer patients. Contemp Oncol (Pozn) 17:68-72, 2013
6) Meidani M, et al: Procalcitonin and quantitative C-reactive protein role in the early diagnosis of sepsis in patients with febrile neutropenia. South Asian J Cancer 2:216-219, 2013
7) Shomali W, et al: Can procalcitonin distinguish infectious fever from tumor-related fever in non-neutropenic cancer patients? Cancer 118:5823-5829, 2012
8) Chang JC, et al: Utility of naproxen in the differential diagnosis of fever of undetermined origin in patients with cancer. Am J Med 76:597-603, 1984
9) Chang JC: How to differentiate neoplastic fever from infectious fever in patients with cancer: usefulness of the naproxen test. Heart Lung 16:122-127, 1987
10) Tsavaris N, et al: A randomized trial of the effect of three non-steroid anti-inflammatory agents in ameliorating cancer-induced fever. J Intern Med 228:451-455, 1990

# 13 聴診で fine crackles を聴取したら考えるべき疾患は？

外来で「最近，息切れがする」と訴えてきた61歳の男性がいました。あなたが聴診をしたところ，両側背底部に fine crackles を聴取しました。患者さんが画像検査に行っている間，そのことを指導医に伝えました。

　　🧑「あの患者さんは**間質性肺炎**かもしれませんね」
指導医「ほうほう，その根拠は？」
　　🧑「著明な fine crackles を聴取したからです！」
指導医「ではこの場合，間質性肺炎のうちのどれを想定しているのかな？」
　　🧑「……えっ？」

さて，指導医の思惑とは？

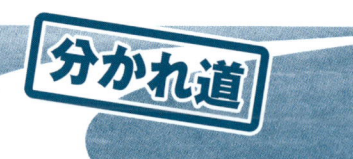

## 分かれ道

**fine crackles を呈した患者さんは間質性肺炎でよいか？**

# 13 聴診で fine crackles を聴取したら考えるべき疾患は？

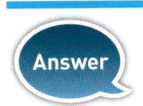

**Answer** 「慢性間質性肺疾患を疑う」と言うほうがよい。

## fine crackles とは

fine crackles はご存じの通り，捻髪音という別名があるように「パチパチ」「プツプツ」という音が聴こえる高調性断続性ラ音です．三上案に基づいて少し改変を加えた，個人的に研修医レクチャーで使用している**表 1-13** を提示します．crackles の一つひとつは 5 msec より短く，非常に細かいラ音であることが特徴です．また，吸気終末に下肺野，特に肺底区で多く聴取されます．重要なのは，**fine crackles は線維化を伴う慢性間質性肺疾患で聴取される点**です．fine crackles ＝間質性肺炎で聴取されるものと思い込んでいる研修医の方々も少なくありませんので注意してください．全ての間質性肺炎が慢性というわけではないのです．

### 表 1-13　呼吸音の分類

1. 呼吸音（breath sounds）
    - A. 正常（normal）
        - a. 肺胞呼吸音（vesicular sounds）
        - b. 気管支肺胞呼吸音（bronchovesicular sounds）
        - c. 気管支呼吸音（bronchial sounds）
        - d. 気管呼吸音（tracheal sounds）
    - B. 異常（abnormal）：減弱，消失，呼気延長，気管支呼吸音化，気管狭窄音など
2. 副雑音（adventitious sounds）
    - A. ラ音（pulmonary adventitious sounds）
        - ① 連続性ラ音（continuous sounds）（80 msec 以上）
            - a. 低音性連続性ラ音，類鼾音（rhonchi）（およそ 150 Hz）
            - b. 高音性連続性ラ音，笛声音（wheezes）（基本的に 400 Hz 以上）
              polyphonic wheezes，monophonic wheezes
            - c. スクウォーク（squawk）（およそ 200 msec，200〜300 Hz）
            - d. ストライダー（stridor）（正確には肺胞由来の音ではない，500 Hz 以上）
        - ② 断続性ラ音（discontinuous sounds ＝ crackles）
            - a. 粗い断続性ラ音，水泡音（coarse crackles）（およそ 350 Hz）
              （crackle は 10〜25 msec のことが多い，多くが低調性・pan inspiratory crackles）
            - b. 細かい断続性ラ音，捻髪音（fine crackles）（およそ 650 Hz）
              （crackle は 5 msec 以下のことが多い，多くが高調性・late inspiratory crackles）
    - B. その他（miscellaneous）
      胸膜摩擦音，Hamman 徴候，肺血管性雑音

〔Mikami R, et al: International Symposium on Lung Sounds. synopsis of proceedings. Chest 92: 342-345, 1987. Bohadana A, et al: Fundamentals of lung auscultation. N Engl J Med 370:744-751, 2014 をもとに作成〕

### 間質性肺炎は，"疾患群"であって"病名"ではない

呼吸器内科医が「間質性肺炎」という言葉を使う場面は実は限られています。これはなぜかというと，肺の間質をおかす疾患全体を表す言葉ではないからです。呼吸器内科医の多くは「間質性肺疾患」という無難な言葉を用いつつ，頭の中にいくつもの病気を想定します。

たとえば，本症例のfine cracklesを聴取した60代の男性の場合で考えてみましょう。fine cracklesが聴取されるということは，少なくとも肺胞が広がる際に何かしらの障害があることを示唆しています（だからパチパチいうのです）。そして，呼吸器外来ではその多くが慢性の間質性肺疾患であることをわれわれは知っています。ここで「間質性肺疾患」という無難な言葉を使うのは，炎症ではない疾患も含まれているからです。

具体的にどういった病気を想定するかというと，

1. **特発性間質性肺炎のうち慢性線維性間質性肺炎**〔特発性肺線維症（IPF），特発性非特異性間質性肺炎（NSIP）〕
2. **二次性の間質性肺疾患**
3. **じん肺**（石綿肺，珪肺など）
4. **慢性過敏性肺炎**
5. **うっ血性心不全**
6. **細菌性肺炎**（ざっくりしていますが，common is commonです）

といった疾患です。

1～4までが慢性質性肺疾患と考えてください。うっ血性心不全や感染症は間質性肺疾患というくくりには入らないのですが，fine cracklesの鑑別疾患として非常に重要なので入れました。

多くの若手医師が「間質性肺炎」と呼んでいる特発性間質性肺炎のうち，典型的なfine cracklesを呈するのはIPFとNSIPあたりかと思います。他の間質性肺炎，特に特発性器質化肺炎などはfine cracklesを聴取することはまずありませんので注意してください。特発性間質性肺炎の分野は非常にややこしいので，余力のある人は後述の間質性肺疾患の項目をご覧ください（→ 129ページ）。現在の特発性間質性肺炎の分類は**表1-14**のようになっています。ここに記載されている慢性線維性間質性肺炎の二つがfine cracklesを呈する代表的な疾患ですね。

## 13 聴診で fine crackles を聴取したら考えるべき疾患は？

### 表 1-14 改訂 ATS/ERS 特発性間質性肺炎 (IIPs) 分類 (多面的診断)

| 主な特発性間質性肺炎 |
|---|
| ・慢性線維性間質性肺炎<br>　　特発性肺線維症：idiopathic pulmonary fibrosis (IPF)<br>　　特発性非特異性間質性肺炎：idiopathic nonspecific interstitial pneumonia (NSIP) |
| ・喫煙関連間質性肺炎<br>　　呼吸細気管支炎を伴う間質性肺疾患：respiratory bronchiolitis-interstitial lung disease (RB-ILD)<br>　　剝離性間質性肺炎：desquamative interstitial pneumonia (DIP) |
| ・急性/亜急性間質性肺炎<br>　　特発性器質化肺炎：cryptogenic organizing pneumonia (COP)<br>　　急性間質性肺炎：acute interstitial pneumonia (AIP) |
| 稀少特発性間質性肺炎 |
| 　　特発性リンパ球性間質性肺炎：idiopathic lymphoid interstitial pneumonia (LIP)<br>　　特発性胸膜肺線維弾性症：idiopathic pleuroparenchymal fibroelastosis (PPFE) |
| 分類不能型特発性間質性肺炎 |

〔Travis WD, et al: An official American Thoracic Society/European Respiratory Society statement: update of the international multidisciplinary classification of the idiopathic interstitial pneumonias. Am J Respir Crit Care Med 188: 733-748, 2013 より〕

### fine crackles の性質だけで疾患の特徴があるか

　日常臨床で coarse crackles と fine crackles を厳密に聴き分けて断言することは難しいです。前者が 350 Hz くらい，後者が 650 Hz くらいなので[2,4]，音の高さは結構違います。しかし，私は音の高さではなく**crackle の数が多いか少ないかを意識したほうがよい**と思います。fine crackles が明瞭に聴取され，その数が多ければ多いほど線維化が強いと考えられます。慢性線維性間質性肺炎の場合，おそらく 1 吸気あたりの crackle は 10 前後になると思いますが[5]，細菌性肺炎の場合 crackle の数はそこまで多くありません。ただ，細菌性肺炎であっても fine crackles かなと聴診される肺胞性肺炎の患者さんもいるので，ヒトの聴診能にも限界があるなあと日々感じています。特にニューモシスチス肺炎の場合は crackle が乾いた音として聴取され，fine crackles と判断されることが多いです[6,7]。

## Message

fine crackles を聴取した場合，慢性間質性肺疾患，うっ血性心不全，細菌性肺炎を鑑別に入れる。fine crackles が明瞭に聴取され，crackle 数が多いほど線維化が強いと考えられる。

この症例の男性の胸部高分解能 CT を撮影すると，以下のような画像所見が得られました。

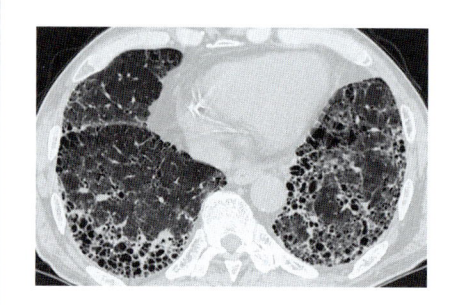

「えーと，これは……」

指導医「下葉に蜂巣肺がみられるね。精査してみないと分からないけど，特発性肺線維症などの慢性線維性間質性肺炎が強く疑われるね。fine crackles が聴取されたら，典型的にはこういった画像を思い浮かべて，慢性間質性肺疾患を疑うようにしよう」

文献
1) Mikami R, et al: International Symposium on Lung Sounds. synopsis of proceedings. Chest 92: 342-345, 1987
2) Bohadana A, et al: Fundamentals of lung auscultation. N Engl J Med 370:744-751, 2014

3) Travis WD, et al: An official American Thoracic Society/European Respiratory Society statement: update of the international multidisciplinary classification of the idiopathic interstitial pneumonias. Am J Respir Crit Care Med 188: 733-748, 2013
4) Munakata M, et al: Spectral and waveform characteristics of fine and coarse crackles. Thorax 46:651-657, 1991
5) Piirilä P, et al: Crackles in patients with fibrosing alveolitis, bronchiectasis, COPD, and heart failure. Chest 99:1076-1083, 1991
6) Peters SG, et al: *Pneumocystis carinii* pneumonia. review of 53 cases. Am J Med 82:73-78, 1987
7) Bollée G, et al: Clinical picture of *Pneumocystis jiroveci* pneumonia in cancer patients. Chest 132:1305-1310, 2007

# 第2章

# 閉塞性肺疾患

閉塞性肺疾患では吸入薬のまとめがあったほうが見やすいと思います。そのため，本章を読むにあたって吸入薬の表をまとめました。たくさんの薬品名が登場しますが，その都度このページに戻るようにしてください。

### 表 2-1 吸入ステロイド薬 (ICS)

| 一般名 | 商品名 | 用法用量 | 使用可能噴霧回数 | 剤形 | 吸入残量確認 |
|---|---|---|---|---|---|
| シクレソニド | オルベスコ 50 μg インヘラー 112 吸入用 | 1回 100〜400 μg 1日1回 | 112 | pMDI | ピヨスケ |
| | オルベスコ 100 μg インヘラー 56 吸入用 | | 56 | | |
| | オルベスコ 100 μg インヘラー 112 吸入用 | | 112 | | |
| | オルベスコ 200 μg インヘラー 56 吸入用 | | 56 | | |
| ブデゾニド | パルミコート 100 μg タービュヘイラー 112 吸入用 | 1回 100〜400 μg 1日2回 | 112 | DPI | 赤い小窓で確認 |
| | パルミコート 200 μg タービュヘイラー 56 吸入用 | | 56 | | |
| | パルミコート 200 μg タービュヘイラー 112 吸入用 | | 112 | | |
| | パルミコート吸入液 0.25 mg パルミコート吸入液 0.5 mg | 0.5 mg (1日2回) または 1 mg (1日1回) 1日1〜2回 | - | ネブライザー | - |
| フルチカゾンプロピオン酸エステル | フルタイド 50 ディスカス フルタイド 100 ディスカス フルタイド 200 ディスカス | 1回 100 μg 1日2回 | 60 | DPI | カウンター付き |
| | フルタイド 50 ロタディスク フルタイド 100 ロタディスク フルタイド 200 ロタディスク | | 1枚4回 | | |
| | フルタイド 50 μg エアゾール 120 吸入用 | | 120 | pMDI | シール貼付 |
| | フルタイド 100 μg エアゾール 60 吸入用 | | 60 | | |
| ベクロメタゾンプロピオン酸エステル | キュバール 50 エアゾール キュバール 100 エアゾール | 1回 100 μg 1日2回 | 100 | pMDI | キュバール残量計 |
| モメタゾンフランカルボン酸エステル | アズマネックスツイストヘラー 100 μg 60 吸入 アズマネックスツイストヘラー 200 μg 60 吸入 | 1回 100 μg 1日2回 | 60 | DPI | カウンター付き |

表 2-2 吸入ステロイド薬/長時間作用性 $\beta_2$ 刺激薬 合剤(ICS/LABA)

| 一般名 | 商品名 | 用法用量 | 使用可能噴霧回数 | 剤形 | 残量確認 |
|---|---|---|---|---|---|
| フルチカゾンプロピオン酸エステル/サルメテロールキシナホ酸塩 | アドエア 100 ディスカス(28, 60)<br>アドエア 250 ディスカス(28, 60)<br>アドエア 500 ディスカス(28, 60) | 1回1吸入<br>1日2回 | 28, 60 | DPI | カウンター付き |
|  | アドエア 50 エアゾール<br>アドエア 125 エアゾール<br>アドエア 250 エアゾール | 1回2吸入<br>1日2回 | 120 | pMDI |  |
| ブデソニド/ホルモテロールフマル酸塩 | シムビコートタービュヘイラー 30 吸入<br>シムビコートタービュヘイラー 60 吸入 | 1回1吸入<br>1日2回あるいは発作時(SMART療法) | 30, 60 | DPI | 小窓に簡易カウンター付き |
| フルチカゾンプロピオン酸/ホルモテロールフマル酸塩 | フルティフォーム 50 エアゾール 56 吸入用、120 吸入用<br>フルティフォーム 125 エアゾール 56 吸入用、120 吸入用 | 1回2〜4吸入<br>1日2回 | 56, 120 | pMDI | 色カウンター付き |
| フルチカゾンフランカルボン酸エステル/ビランテロールトリフェニル酢酸塩 | レルベア 100 エリプタ(14, 30)<br>レルベア 200 エリプタ(14, 30) | 1回1吸入<br>1日1回 | 14, 30 | DPI | カウンター付き |

表 2-3 吸入長時間作用性 $\beta_2$ 刺激薬(LABA)

| 一般名 | 商品名 | 用法用量 | 使用可能噴霧回数 | 剤形 |
|---|---|---|---|---|
| サルメテロールキシナホ酸塩 | セレベント 25 ロタディスク<br>セレベント 50 ロタディスク | 1回1吸入(50μg)<br>1日2回 | 1枚4回 | DPI |
|  | セレベント 50 ディスカス |  | 60 | DPI |
| インダカテロールマレイン酸塩 | オンブレス吸入用カプセル 150μg | 1回1カプセル(150μg)<br>1日1回 | 1シート7カプセル | DPI |
| ホルモテロールフマル酸塩水和物 | オーキシス 9μg タービュヘイラー | 1回1吸入(9μg)<br>1日2回 | 28 | DPI |

### 表 2-4 吸入短時間作用性 $\beta_2$ 刺激薬（SABA）

| 一般名 | 商品名 | 1回量 | 1日最大量 | 使用可能噴霧回数 | 剤形 |
|---|---|---|---|---|---|
| サルブタモール硫酸塩 | サルタノールインヘラー100 $\mu$g | 1回2吸入 | 8吸入 | 200 | pMDI |
| | アイロミールエアゾール100 $\mu$g | 1回2吸入 | 8吸入 | 200 | pMDI |
| | ベネトリン吸入液0.5% | 1回0.3～0.5 mL（1.5～2.5 mg） | - | - | ネブライザー |
| プロカテロール塩酸塩水和物 | メプチンエアー10 $\mu$g | 1回2吸入 | 8吸入 | 100 | pMDI |
| | メプチンキッドエアー5 $\mu$g | 1回4吸入（成人） | 16吸入（成人） | 100 | pMDI |
| | メプチン吸入液0.01% メプチン吸入液ユニット0.3 mL メプチン吸入液ユニット0.5 mL | 1回0.3～0.5 mL（30～50 $\mu$g） | - | - | ネブライザー |
| | メプチンクリックヘラー10 $\mu$g | 1回2吸入 | 8吸入 | 200 | DPI |
| | メプチンスイングヘラー | 1回2吸入 | 8吸入 | 100 | DPI |
| 硫酸イソプロテレノール＋デキサメタゾン＋臭化メチルアトロピン | ストメリンDエアロゾル | 1回1吸入 | 8吸入 | 60 | pMDI |
| フェノテロール臭化水素酸塩 | ベロテックエロゾル100 | 1回1～2吸入 | 1日8吸入 | 200 | pMDI |

### 表 2-5 吸入抗コリン薬（SAMA, LAMA）および吸入抗コリン薬（SAMA, LAMA/ 長時間作用性 $\beta_2$ 刺激薬（LABA） 合剤

| 一般名 | 商品名 | 1回量 | 用法 | 使用可能噴霧回数 | 剤形 |
|---|---|---|---|---|---|
| イプラトロピウム臭化物水和物 | アトロベントエロゾル20 $\mu$g | 1回 1～2吸入 | 1日3～4回 | 112 | pMDI |
| オキシトロピウム臭化物 | テルシガンエロゾル100 $\mu$g | 1回 1～2吸入 | 1日3回 | 84 | pMDI |
| グリコピロニウム臭化物 | シーブリ吸入用カプセル50 $\mu$g | 1回 1カプセル | 1日1回 | - | DPI |
| チオトロピウム臭化物水和物 | スピリーバ吸入用カプセル18 $\mu$g | 1回 1カプセル | 1日1回 | - | DPI |
| | スピリーバ2.5 $\mu$g レスピマット60吸入 | 1回 2吸入 | 1日1回 | 60 | MDI（ソフトミスト） |
| アクリジニウム臭化物 | エクリラ400 $\mu$g ジェヌエア30吸入用 エクリラ400 $\mu$g ジェヌエア60吸入用 | 1回1吸入 | 1日2回 | 30, 60 | DPI |
| ウメクリジニウム臭化物 | エンクラッセ62.5 $\mu$g エリプタ7吸入用 | 30吸入用 1回1吸入 | 1日1回 | 7 | 30 DPI |
| グリコピロニウム臭化物/インダカテロールマレイン酸塩 | ウルティブロ吸入用カプセル | 1回 1カプセル | 1日1回 | - | DPI |
| ウメクリジニウム臭化物/ビランテロールトリフェニル酢酸塩 | アノーロ　エリプタ7吸入用 | 1回 1カプセル | 1日1回 | 7 | DPI |

※エクリラおよびエンクラッセは2015年5月現在未発売

# 1 救急搬送された患者に wheezes を聴取。喘息発作？ COPD 急性増悪？

あなたが当直をしていると，喘鳴を訴えた 56 歳の女性が救急搬送されてきました。来院時の SpO$_2$ は 90%（室内気）です。胸部を聴診すると全肺野に著明な **wheezes** を聴取しました。

　　　「これは，**喘息発作**ですね！」

指導医「ちょっと待って，**COPD 急性増悪**の可能性もあるんじゃないかな？」

　　　「そうですね，でも両者ってそんなに簡単に鑑別できるものなんでしょうか？」

指導医「確かにそうだね。でも救急外来で悠長に鑑別診断している場合じゃないよね」

　　　「でも，どちらか診断をつけないと治療が開始できないですよ……」

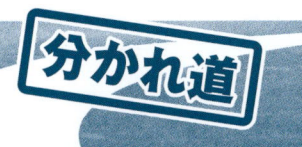

## 分かれ道

**wheezes を呈して搬送された患者さんは喘息発作か，COPD 急性増悪か？**

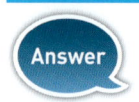

> **Answer** 病歴で判断せざるを得ないことが多い。

### 病歴から鑑別する

　喘息発作と慢性閉塞性肺疾患（COPD）急性増悪は，急性〜亜急性に進行する呼吸困難感が主体でいずれも聴診で wheezes を聴取します。そのため，救急の現場ではそのどちらなのか即座に判断することができません。しかしながら，喘息発作と COPD 急性増悪の病歴にはいくつか違いがあります（表 2-6）。

#### 表 2-6　喘息発作と COPD 急性増悪の違い

|  | 喘息発作 | COPD 急性増悪 |
| --- | --- | --- |
| 発症時間帯 | **夜間〜明け方の発症が多い**[1]<br>（夜間は副交感神経優位，コルチゾル低下） | 時間を問わず発症する |
| 原因 | ストレス[2]，アレルゲンの曝露（掃除・引っ越しなど），運動[3]，飲酒[4]，妊娠[5,6] など | **感染症が多い**（半数が細菌感染症） |
| 喫煙歴 | 様々 | **必ずある**<br>（$\alpha_1$ アンチトリプシン欠損症は極めてまれ） |
| 男女比 | やや女性に多い（成人の場合）[7] | **圧倒的に男性に多い** |
| $PaCO_2$ 上昇 | 少ない | よくある |
| 体型 | 特徴的なものはない | **痩せ型**，胸鎖乳突筋発達，樽状胸[8]，気管短縮[9] |
| 既往歴 | ・過去に「**気管支喘息**」と言われていることが多い（ただし成人喘息の多くは成人発症[10]）<br>・**鼻茸合併例がある**<br>（鼻茸は特にアスピリン喘息を疑う[11]） |  |
| 呼吸機能検査 | 気管支拡張薬によって**可逆性あり**<br>（ただし急性期に調べるのは難しい） | 気管支拡張薬によって**可逆性なし** |
| 呼気 NO | 上昇する | 上昇しない |

　喘息発作の診断のゴールドスタンダードは気道可逆性試験（20 ページ）です。ただし，**COPD 急性増悪で 1 秒量が激減している患者さんに対しても $\beta_2$ 刺激薬（ベネトリン®のネブライザー吸入など）は一定の効果を発揮する**ので，可逆性試験を救急の現場で用いて閉塞性肺疾患の診断を行うのは現実的ではないと考えています。pMDI

に至ってはほとんどの患者さんは，発作時に正しい手技で吸入できません。気管支喘息発作を起こした患者さんにβ₂刺激薬を吸入して改善がみられる場合，可逆性試験のカットオフ値として知られている12%どころではなく，20%くらい改善することが多いと感じています。

## NIOX MINO®

気管支喘息では気道内の好酸球性炎症を反映して呼気中のNO（FE$_{NO}$）が上昇します。理論上COPDでは上昇しないため，22～50 ppb以上のときは喘息発作を疑ってもよいかもしれません。ただし，感染症でもFE$_{NO}$が上昇するため，注意が必要です[12]。

## 忘れてはならない心臓喘息

循環器疾患の患者さんがwheezesを呈してくることはそこまで多くないのですが，急性発症の場合，急性冠症候群や心不全の除外が必須になります。そのため，胸部レントゲン写真，ピークフロー，12誘導心電図，血液検査（トロポニン，BNPなど）をチェックしましょう。心不全は胸部レントゲンやポータブルエコーでも診断が可能です。心不全の患者さんはピークフローが喘息発作やCOPD急性増悪ほど低下していないため，来院時にまずピークフローを実施してもらってもいいかもしれません[13]。ただ，高齢になればなるほどピークフローは全くアテにならなくなるので，「この人は全力を出して測定できそうだ」と思う患者さんにしか私は使いません。

## どうしても鑑別できなければ，一緒に治療してしまう

極論かもしれませんが，**喘息発作とCOPD急性増悪の治療はそこまで大差ありません**。大きな違いは後者には抗菌薬を用いることくらいです。気管支を拡張して呼吸困難感や咳嗽といった症状を緩和させる治療を迅速に導入する必要があります。そのため，両者の鑑別が難しいとき，あるいは鑑別診断の猶予がない場合にはひとまず治療を開始してしまうことも重要です。どれだけ気管支喘息らしい病歴があっても，あとでCOPDと判明することもあります。また，喘息発作もCOPD急性増悪のように感染症で悪化することもあります。驚くなかれ，気管支喘息とCOPDを合併している人もいるのです（asthma-COPD overlap syndrome：ACOS）。そう，全てがクリアカットに診断できるものではないのです。

〈治療例〉

初期治療

1. 短時間作用性$\beta_2$刺激薬（SABA）
   - ベネトリン® 吸入液 0.2 mL＋生理食塩水 5〜8 mL　ネブライザー吸入　20 分あけて 3 回まで
   - メプチン® エアー，サルタノール® インヘラー　2 吸入　20 分あけて 3 回まで
   〔手持ちの吸入薬は，救急現場では上手に吸えないことがほとんど（吸入後息止めができない）〕

2. 全身性ステロイド（ただし効果発現に時間がかかる。多くは 3 時間くらいかかる）
   - ソル・メドロール® 40 mg＋生理食塩水 100 mL　1 日 3〜4 回（1 日量 80 mg/ 日あれば十分とされるが）
   - ソル・コーテフ® 50〜100 mg＋生理食塩水 100 mL　1 日 3 回
   - リンデロン® 4 mg＋生理食塩水 100 mL　1 日 2 回（コハク酸アレルギーを疑う場合に使用）
     ※ステロイドの全身投与でコハク酸アレルギーによる気管支攣縮をきたすのは，全体の 0.3％ とまれであるため，全例リンデロンという対応をとる必要はない[14]。
   - プレドニン® 40 mg＋生理食塩水 100 mL　1 日 1 回　5 日間
     ※特に COPD 急性増悪の場合はプレドニゾロンが推奨されている[15]。

通常の治療を行っても 1 時間効果がない場合

3. マグネシウム（喘息発作の入院を減らすことができるとされている[16]）
   マグネゾール® 1A＋生理食塩水 100 mL（嘔気・嘔吐が出ることがあるので注意）

4. アミノフィリン（喘息発作の入院を減らすことができるかもしれない[17]）
   ネオフィリン®（250 mg/ 筒）6 mg/kg＋生理食塩水 250 mL のうち最初の半量を 15 分で，残り半量を 45 分で投与。
   ※テオフィリン® 内服患者は全体量を最低でも半分にすればよい。

## Message

救急受診した患者さんが気管支喘息発作か COPD 急性増悪かを 100％ 鑑別することはできないが，問診によってある程度の推定は可能である。時間的猶予がないときには治療を先に導入せざるを得ない。

**1** 救急搬送された患者に wheezes を聴取。喘息発作？　COPD 急性増悪？

この症例の女性は，以前から気管支喘息があると言われており，現在たばこを 1 日 20 本吸っているそうです。飲み会があり，今回はアルコールをたくさん飲んだところ，喘息発作を起こしたというのです。

**指導医**「話を聞いていると，喘息発作の可能性が高いね」
　　　「でもたばこも吸っているので，COPD の合併も頭に入れておいたほうがよさそうですね」
**指導医**「うんうん」

入院後，胸部 HRCT や呼吸機能検査で COPD は否定的で，たばことアルコールが契機となった喘息発作であったことが分かりました。

### 文献

1) Sistek D, et al: Clinical diagnosis of current asthma: predictive value of respiratory symptoms in the SAPALDIA study: Swiss study on air pollution and lung diseases in adults. Eur Respir J 17:214-219, 2001
2) Busse WW, et al: NHLBI workshop summary: stress and asthma. Am J Respir Crit Care Med 151:249-252, 1995
3) King CS, et al: Clinical asthma syndromes and important asthma mimics. Respir Care 53:568-580; discussion 580-582, 2008
4) Shimoda T, et al: Investigation of the mechanism of alcohol-induced bronchial asthma. J Allergy Clin Immunol 97(1 Pt 1):74-84, 1996
5) Tan KS, et al: Asthma in pregnancy. Am J Med 109:727-733, 2000
6) Rey E, et al: Asthma in pregnancy. BMJ 334:582-585, 2007
7) Chen W, et al: Gender difference, sex hormones, and immediate type hypersensitivity reactions. Allergy 63:1418-1427, 2008
8) Holleman DR Jr, et al: Does the clinical examination predict airflow limitation? JAMA 273:313-319, 1995
9) Straus SE, et al: The accuracy of patient history, wheezing, and laryngeal measurements in diagnosing obstructive airway disease. CARE-COAD1 Group: clinical assessment of the reliability of the examination-chronic obstructive airways disease. JAMA 283:1853-1857, 2000

10) Burrows B, et al: Characteristics of asthma among elderly adults in a sample of the general population. Chest 100:935-942, 1991
11) Szczeklik A, et al: Natural history of aspirin-induced asthma. AIANE Investigators: European network on aspirin-induced asthma. Eur Respir J 16:432-436, 2000
12) 清水大樹, 他：咳診療における呼気一酸化窒素測定の有用性. 日呼吸会誌 49:156-160, 2011
13) McNamara RM, et al: Utility of the peak expiratory flow rate in the differentiation of acute dyspnea. Cardiac vs pulmonary origin. Chest 101:129-132, 1992
14) Sheth A, et al: Worsening of asthma with systemic corticosteroids. a case report and review of literature. J Gen Intern Med 21:C11-13, 2006
15) Leuppi JD, et al: Short-term vs conventional glucocorticoid therapy in acute exacerbations of chronic obstructive pulmonary disease: the REDUCE randomized clinical trial. JAMA 309:2223-2231, 2013
16) Kew KM, et al: Intravenous magnesium sulfate for treating adults with acute asthma in the emergency department. Cochrane Database Syst Rev. 2014 May 28;5:CD010909
17) Wrenn K, et al: Aminophylline therapy for acute bronchospastic disease in the emergency room. Ann Intern Med 115:241-247, 1991

---

**Column**

## wheezes の分類はマイナー？

Wheezes の客観的な評価として Johnson の分類（**表 2-7**）が有名ですが，正直なところ呼吸器内科の臨床で使用されることはほとんどありません．もちろんこうしたスケールがあるほうがどのくらい wheezes がひどいのか評価しやすいわけですが，何せ臨床に浸透していないのです．使っても互いに疎通できないスケールはあまり覚えなくてもいいかな，と個人的に思っています．

**表 2-7　Johnson の分類**

| | 0度 | Ⅰ度 | Ⅱ度 | Ⅲ度 | Ⅳ度 |
|---|---|---|---|---|---|
| Wheezes | wheezes なし | 強制呼気時のみ | 平常呼気時 | 吸気時と呼気時に | silent chest |
| PEF | 正常 | 60〜70％ | 40〜60％ | 20〜40％ | 〜20％ |

呼吸困難感のスケールですらなかなか広まっていない現状では，こういったマイナーなスケールはなかなか定着しないかもしれません．

# 2 喫煙は寿命を短くするか？

COPD の患者さんが，主治医であるあなたにこんなことを言いました。

患者さん「この COPD って病気がたばこのせいだってのは分かったけどさ，たばこってどのくらい寿命を短くするものなんだい？」

「そうですね，ゴニョゴニョ……」

患者さん「さすがに 10 年短くなるって言われたら，最初から吸わなかったんだけどなあ」

果たして，たばこによって寿命はどのくらい短くなるものなのでしょうか。

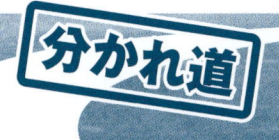

**喫煙によって寿命はどのくらい短くなるのか？**

**Answer　一生涯で約 10 年短くすると言われている。**

## 喫煙は寿命を短くする

　喫煙者の中には途中で禁煙する人が多く，また喫煙年数によっても平均寿命が異なることは明らかですが，一般的に喫煙者と非喫煙者の平均寿命の差は**約 10 年**と言われています。

　今から 60 年以上前に始まった日本の寿命調査に参加した 6 万人以上の男女の前向きコホート研究によれば，喫煙者の平均寿命は非喫煙者に比べて男性で 8 年，女性で 10 年短かったとされています[1]。アメリカではどうかというと，日本と似た結果が得られており，喫煙者は 10 年以上寿命が短くなるようです[2]。寿命ではなく生存率という観点からみた場合，25〜79 歳まで生存する確率は，非喫煙者は喫煙者の約 2 倍とされています。たばこを 1 本吸うと○分短くなるという報告がいくつかあります。インターネットで「たばこ，1 本，分」などとキーワードを入れると，様々な意見が見受けられます。BMJ に掲載された，11 分寿命が短くなるという有名な報告があります[3]。単純計算すると 1 日 20 本たばこを吸うと，1 日で 4 時間弱，1 か月で 4〜5 日，1 年で 1 か月以上寿命を短くすることになります。もちろんこんな単純に計算されるものではないでしょうが，患者さんに提示する情報としてはインパクトが大きいので，私は外来でも時折この 11 分という数字を出しています。もちろん，できるだけ「脅し」にならないよう配慮していますが……。

## 禁煙の効果

　たばこは，がん，心血管系疾患，脳卒中などのリスクであることが知られています。特に呼吸器内科では COPD や肺がんに対するリスクが重要で，長期的な酸素療法を導入せずに余生を過ごしていただけるよう啓発しています。定年を迎えこれから第二の人生をエンジョイしようと思った矢先に，酸素ボンベが必要な生活，なんていうのはあまりにもツライものがあります。近年，世界のたばこ廃絶運動は日に日に大きくなっています。ファミリーレストランでは昔は大半が喫煙席が占めていたのに，現在はむしろ喫煙席のほうが少数派になってしまいました。公共施設のほとんどが全面禁煙になり，喫煙者はどんどん締め出されています。たばこの値段もヨーロッパで 1,000 円以上，国によっては 1,500 円を超えているところもあり，いずれ日本でもたばこの値段は右肩上がりに上昇していくでしょう。

禁煙の効果については，35歳より前に禁煙することで様々なリスクを回避でき，禁煙後10〜15年で死亡リスクが非喫煙者とほぼ同じレベルに戻るとされています。禁煙を開始する年齢にもよりますが，禁煙によって平均寿命は男性で1.8年，女性で0.6年くらい延びるとされています[4]。寿命に限らず，呼吸機能の観点からも禁煙は早ければ早いほどよいというのは，1977年の報告が有名です。**図 2-1** は医学生の頃に誰しもが目にしたことがあるでしょう[5]。

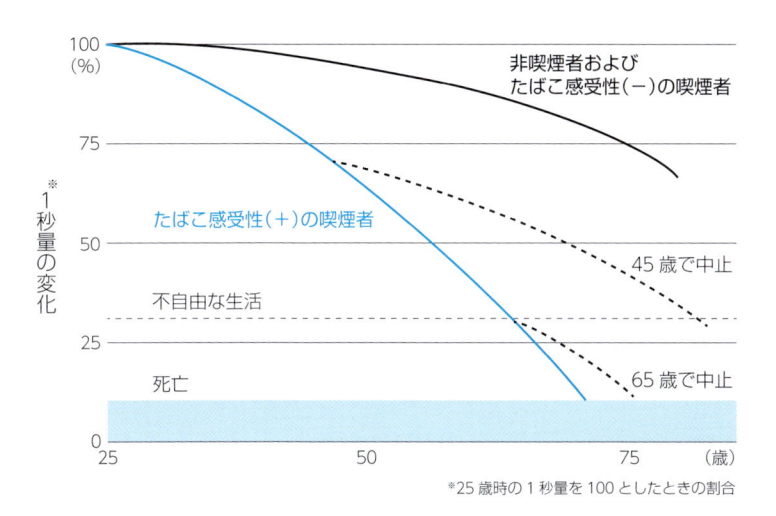

**図 2-1 禁煙が呼吸機能に与える効果**
〔Fletcher C, et al: The natural history of chronic airflow obstruction. Br Med J 1:1645-1648, 1977 より〕

### 健康意欲の高まり

　2014年7月，日本たばこ産業(JT)は，今年の国内の喫煙率が19.7%だったと発表しました。消費増税による値上げの影響が大きかったとはいえ，健康に対する意識も高まってきたのかもしれません。喫煙率が20%を下回ったのは，喫煙率の調査が半世紀前に始まってから初めてのことでした。若ければ若いほど長期間喫煙することが可能であるため，20〜30代の外来患者さんには耳にタコができるくらい禁煙をすすめています。

> ## Message
> 
> 喫煙によって一般的に平均寿命は10年短くなると言われている。
> 禁煙が早ければ早いほど，呼吸機能の低下や寿命の短縮を予防することができる。

### 文献

1) Sakata R, et al: Impact of smoking on mortality and life expectancy in Japanese smokers: a prospective cohort study.BMJ 345:e7093, 2012
2) Jha P, et al: 21st-century hazards of smoking and benefits of cessation in the United States. N Engl J Med 368:341-350, 2013
3) Shaw M, et al: Time for a smoke? One cigarette reduces your life by 11 minutes. BMJ 320:53, 2000
4) 渋谷健司：我が国の保健医療制度に関する包括的実証研究, 厚生労働省 政策科学総合研究事業(政策科学推進研究事業), 2011
5) Fletcher C, et al: The natural history of chronic airflow obstruction. Br Med J 1:1645-1648, 1977

# 3 コンプライアンスの維持にはどの吸入ステロイド薬がよいか？

40歳男性，会社員。多忙な業務で朝早く出勤し，夜遅くに帰宅します。近医でいくつか吸入薬を処方してもらったことがありますが，夜の吸入を忘れてしまうためそのうち吸入薬をやめてしまいました。発作が月に2～5回くらい出ますが，その都度短時間作用性$\beta_2$刺激薬（SABA）の頓用で発作を落ち着かせています。最近発作が増えてきたので，来院しました。

👨 「この患者さんは軽症の気管支喘息と考えられるので，吸入ステロイド薬（ICS）を処方します」

指導医 「そうだね，SABAの頓用のみではコントロールが不十分なので，まずはICSの単独吸入が必要だね」

👨 「えーと，ICSには色々ありますね……」

指導医 「そうだね，ICSを決定するには分かれ道がいくつもあるんだ。いくつかの症例を通じて一つずつ分かれ道を勉強していこうか。この患者さんの一番の問題は，多忙な勤務体系に由来するコンプライアンスの懸念だね」

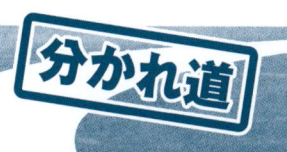

## 分かれ道

**多忙なサラリーマンのコンプライアンスを維持するのに有用なICSはどれか？**

**Answer　1日1回のICSを選択する。**

**1日1回のICS**

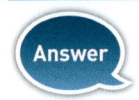

　この患者さんは，どうしても夜の吸入を仕事のために忘れてしまうため，個人的には1日1回のICSを選択することを優先させます。

※ただし，この情報だけでICSを選択することはなく，後述する複数の因子から総合的に判断して選んでください。

　74ページのICSの表を見てみましょう。現時点で1日1回のICSには，シクレソニド（オルベスコ®）しかありません。長時間作用性$\beta_2$刺激薬（LABA）との合剤（ICS/LABA）にまで選択肢を広げれば，フルチカゾン/ビランテロール（レルベア®）もあります。しかし軽症の場合，個人的にはLABAを併用する必要はないと考えています。そのため，ステップ1の場合にアドエア®・シムビコート®・レルベア®を私は処方することはありません。コンプライアンスを重視するために，ICSとSABAを1剤で済ませるべく，シムビコート®を選択するという案もあります（発作時にSMART療法※が使用できるため）。合剤はステップ2以上の患者さんで，2剤の管理が全くできないような患者さんに処方することはありますが，得てしてそういう患者さんは，たとえシムビコート®1剤を処方しようとも，上手に吸入することができない人が多いです。

　オルベスコ®は1日1回の吸入でよいため，朝出かける前に吸入するようにしておけばわざわざ持ち歩かなくて済みます（発作時のSABAは持ち歩く必要があるのですが）。私はこの多忙なサラリーマンのようにコンプライアンスを重視する患者さんの場合，オルベスコ®を使用しています。ただし，どの薬剤にも欠点はあるものです。たとえば，オルベスコ®にはカウンターがついていないので，残量が分かりません。ピヨスケという間接的な残量計はありますが，その都度確認するのも大変なので本当にコンプライアンスが悪い人は，カウンターがついている製剤のほうがよいこともあります。オルベスコ®は具体的にはステップ1の軽症間欠型の場合，100μgインヘラーあるいは200μgインヘラーを選択します。800μgの用量は1日2回吸入にしなければなりませんが，基本的に**オルベスコ®＝1日1回**という等式は覚えておいて損はありません。その他のオルベスコの特徴としてはpMDIであり，ドライパウ

ダーが十分吸えない人(吸気速度が低下している低い人:高齢者や幼小児など)でも吸入が可能である点です。そのため小児科領域では好んで使う医師も多いです。

\*シムビコート® は維持療法と発作時治療が単剤で可能〔SMART(Single maintenance and reliever therapy)療法[1]〕。
- 定期吸入が1日2吸入の場合:発作時6吸入まで(合計8吸入まで可能)
- 定期吸入が1日4吸入の場合:発作時4吸入まで(合計8吸入まで可能)

> Message
>
> 1日1回の吸入薬によって,夜が忙しい患者さんのコンプライアンスが飛躍的に上昇する。1日1回のICSにはオルベスコ®,ICS+LABAにはレルベア® がある。

**文献**
1) Chapman KR, et al: Single maintenance and reliever therapy (SMART) of asthma: a critical appraisal. Thorax 65:747-752, 2010

> **Column**
>
> ### バランスのとれたICSとは?
>
> 　それぞれのICSには,長所も短所もあります。そのため,理想的なICSというのは実は存在しません。ただ,コンプライアンス,操作性,携帯性などを総合的にスコアリングした場合,バランスがよく安心して処方できるものがあります。個人的には,ずばりフルタイド® ディスカスとアズマネックス® ツイストヘラーがそれに当たります。いずれも1日1回の吸入ではないために健康増進意欲がないと続けられませんが,カウンターもついており操作もほどほどに簡便です。エリプタという吸入デバイスで1日1回のICSが登場すれば,私は総合得点としてそちらを処方するかもしれません。

# 4 気管支喘息の吸入薬は合剤でよいか？

72歳女性。気管支喘息と診断されていましたが，調子がよかったため近医から処方されていた吸入薬を5年ほど中止しているそうです。今回喘息発作で入院しました。日常生活が妨げられるほどの発作が月に1〜2回あったとのことです。

👨「この患者さんはステップ2として治療を開始したらいいですよね？」

指導医「そうだね，目安となる治療ステップ（**表2-7**）によればこの患者さんはステップ2として治療を開始したいね」

👨「やはり，今流行のICSとLABAの合剤がいいでしょうか？」

指導医「確かに最近は他科の先生も合剤を処方するのが増えているね。でも流行で処方を決めちゃいけないよ」

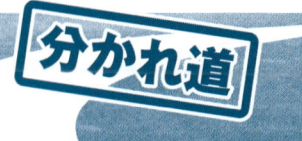

## 分かれ道

**気管支喘息ステップ2の患者さんに対して，初期治療は単剤か合剤か？**

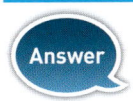

**Answer** 急がねばならない理由がなければ，まずはICS単独でよい。

## 治療ステップを理解する

**表 2-7　未治療患者の症状と目安となる治療ステップ**

|  | 治療ステップ1<br>(軽症間欠型相当) | 治療ステップ2<br>(軽症持続型相当) | 治療ステップ3<br>(中等症持続型相当) | 治療ステップ4<br>(重症持続型相当) |
|---|---|---|---|---|
| 対象症状 | ・症状が週1回未満<br>・症状は軽度で短い<br>・夜間症状は月に2回未満 | ・症状が週1回以上，しかし毎日ではない<br>・月1回以上日常生活や睡眠が妨げられる<br>・夜間症状は月に2回以上 | ・症状が毎日ある<br>・吸入短時間作用性$\beta_2$刺激薬がほぼ毎日必要<br>・週1回以上日常生活や睡眠が妨げられる<br>・夜間症状が週1回以上 | ・治療下でもしばしば増悪<br>・症状が毎日ある<br>・日常生活が制限される<br>・夜間症状がしばしば |
| 対処 | ICS単独 | ICS単独で開始，効果不十分な場合にLABAなどを追加 | ICS＋LABA<br>(個人的には高用量ICSから開始する) | ICS＋LABA＋ロイコトリエン拮抗薬など |
| 場所 | 外来 | 外来 | 入院になることがある | 入院 |

〔一般社団法人日本アレルギー学会　喘息ガイドライン専門部会(監修)：喘息予防・管理ガイドライン2012. p131, 協和企画, 2012より改変〕

　だいたい「コントロール良好な気管支喘息」を治療ステップ1，「毎日のように発作が起こっている気管支喘息」を治療ステップ3と覚えてください。そうすれば，ステップ2とステップ4を覚えなくてもよいです。
　吸入ステロイド薬(ICS)の量は，**表 2-8** に示したように吸入してもらっています。個人的にはステップ1では長時間作用性$\beta_2$刺激薬(LABA)は不要と考えているので，少し成書とは内容が異なるかもしれません(個人的な意見は色を変えています)。明確に治療ステップを定義できない人もいるので，そこは柔軟に対応しましょう。

### 表 2-8 気管支喘息の治療ステップ

| 吸入薬剤名 | 治療ステップ 1<br>低用量 | 治療ステップ 2<br>低〜中用量 | 治療ステップ 3<br>中〜高用量 | 治療ステップ 4<br>高用量 |
|---|---|---|---|---|
| シクレソニド(オルベスコ®) | 100〜200 | 100〜400 | 400〜800 | 800 |
| フルチカゾンプロピオン酸エステル(フルタイド®) | | | | |
| ベクロメタゾンプロピオン酸エステル(キュバール®) | | | | |
| モメタゾンフランカルボン酸エステル(アズマネックス®) | | | | |
| ブデソニド(パルミコート®) | 200〜400 | 200〜800 | 800〜1,600 | 1,600 |
| フルチカゾンプロピオン酸エステル/サルメテロールキシナホ酸塩(アドエア®) | 合剤は不要と考える | 200〜500<br>(100 製剤 1 吸入,<br>1 日 2 回〜250<br>製剤 1 吸入 1 日<br>2 回相当) | 500〜1,000<br>(250 製剤 1 吸入<br>1 日 2 回〜500<br>製剤 1 吸入 1 日<br>2 回相当) | 1,000<br>(500 製剤 1 吸入<br>1 日 2 回相当) |
| ブデソニド/ホルモテロールフマル酸塩(シムビコート®) | 合剤は不要と考える | 320〜640<br>(1〜2 吸入 1 日<br>2 回) | 640〜1,280<br>(2〜4 吸入 1 日<br>2 回) | 1,280<br>(4 吸入 1 日 2 回) |
| フルチカゾンプロピオン酸/ホルモテロールフマル酸塩(フルティフォーム®) | 合剤は不要と考える | 200<br>(50 製剤 1 回 2<br>吸入 1 日 2 回) | 500<br>(125 製剤 1 回 2<br>吸入 1 日 2 回) | 1,000<br>(125 製剤 1 回 4<br>吸入 1 日 2 回) |
| フルチカゾンフランカルボン酸エステル/ビランテロール(レルベア®) | 合剤は不要と考える | 100<br>1 吸入 1 日 1 回 | 100〜200<br>1 吸入 1 日 1 回 | 200<br>1 吸入 1 日 1 回 |

※数値の単位は μg/日
※シムビコート®は 1 吸入あたり 160 μg のブデソニドが口腔内に到達すると予測されるが，吸入器内は 1 吸入あたり 200 μg とされている．
※青字は個人的な意見(ただしプライマリケアでは合剤を優先的に用いてもよい)

　第一選択として ICS と LABA の併用が妥当とされるのは**表 2-8** に提示したステップ 3 ないし 4 の中等症以上の喘息患者さんです．ステップ 2 は，効果が不十分な場合のみに使用しましょう．

　ステップ 1〜2 の治療は外来で導入することが多いと思いますが，そういった軽症の患者さんに合剤を最初から導入することはないと考えてください．ステップ 1 → 2 → 3 → 4 と徐々に増悪していく患者さんの場合は ICS → ICS+LABA → ICS+LABA＋ロイコトリエン拮抗薬といった感じで治療もステップアップしていく必

要があります．

　個人的にはステップ4には合剤を用いることはありますが，ステップ3であれば高用量ICSでまずはコントロールをはかります．必ずしもLABAを加える必要はないと考えています．おそらく，いきなり2剤併用で投与するという発想が，頭のカタい私には受け入れ難いのかもしれません．高血圧の治療でいきなり合剤を選ばないのと同じで，基本的には合剤を用いるべきケースは効果が不十分でステップアップする場合だと考えてください．加えて，最初からステップ3か4かというケースはたいがい入院していますので発作を改善させるリリーバー治療が最優先され，コントロール治療としてICS単独かICS＋LABAの合剤がよいかという議論は，そこまで優先されません．

### ACOS（asthma-COPD overlap syndrome）

　気管支喘息とCOPDを合併しているACOSという病態が最近注目されています．GINAからもACOSのガイドラインが出ています[2]．喫煙歴を有した気管支喘息の患者さんにみられることが多い病態なのですが，プライマリケアではこのACOSはなかなか診断できません．喫煙歴があるからといって，イコールCOPDというカンタンな世界ではありません．

　GINAはACOSの診断に際して詳しい手順を書いていますが，疾患概念としての診断基準を明記しているわけではありません（そもそも気管支喘息についても明確な基準は設定されていないので）．たとえば**以下の気管支喘息とCOPDの特徴に同じくらい該当する患者さんをACOSと考えましょう**，と書いています．

●気管支喘息の特徴（三つ以上当てはまれば気管支喘息の可能性が高い）

> 1. 20歳以前に発症
> 2. 症状は分単位，時間単位，日単位とさまざまである
> 3. 夜間や早朝に症状が増悪しやすい
> 4. 運動，感情の変化，塵埃やアレルゲンの曝露によって症状が悪化する
> 5. 気流制限の変動がある
> 6. 無症状期の呼吸機能検査は正常
> 7. 気管支喘息という診断を医師から過去に受けている
> 8. 気管支喘息やその他のアレルギー性疾患の家族歴がある
> 9. 長期間症状は変化しないが，季節ごとや年ごとに変動する症状を有する
> 10. 自発的に，あるいは数週間の気管支拡張薬やICSの使用によって症状がすみやかに改善する
> 11. 胸部レントゲン写真は正常

● COPD の特徴（三つ以上当てはまれば COPD の可能性が高い）

1. 40 歳以降に発症
2. 治療にもかかわらず症状が遷延する
3. 症状は日によって増悪軽快するが，基本的に症状を有し労作時には呼吸困難感がある
4. 呼吸困難感の発症に先だって慢性咳嗽や喀痰があり，トリガーがはっきりしない
5. 気流制限（気管支拡張薬使用後の 1 秒率が 70% 未満）がある
6. 無症状期の呼吸機能検査は異常
7. COPD，慢性気管支炎，肺気腫という診断を医師から過去に受けている
8. 喫煙，バイオマス燃料などのリスク因子の重度の曝露がある
9. 長期間（年単位）かけて症状がゆっくりと悪化している
10. 即効性のある気管支拡張薬を用いても効果は限定的
11. 胸部レントゲン写真で重度の過膨張がみられる

　閉塞性肺疾患の治療で大事なのは，**気管支喘息を LABA 単独で治療しないこと，COPD を ICS 単独で治療しないことの 2 点**です。これはとても大事なことなので覚えておいてください。

　そのため，気管支喘息なのか，COPD を合併している ACOS なのかよく分からない場合は，ICS＋LABA の合剤を導入したほうがいいかもしれません。迷った場合は，まだ合剤のほうがいいでしょう。その後，私たち専門医の手によって不要な吸入薬をオフしたりすることもあります。

### 合剤を安易に処方しないスタンスも大事

　おそらく，合剤が有効であるという論文はこれから続々と登場するでしょう。長期コントロールが基本になる気管支喘息や COPD といった慢性疾患のオーバートリートメントは避けたいところです。副作用が全くなければよいのですが，LABA はいまだに循環器系のリスクについてはゼロとは言い難い現状があり，何年も ICS＋LABA を吸入している患者さんは本当に健康的で長生きできるのか，答えは出ていません。**「減らせる薬は減らす」**という内科医としての鉄則にのっとり，私はできるだけ少ない吸入薬でコントロールすることを目指しています。

　ただし，上述のようにプライマリケアの現場では合剤を優先的に用いるのもアリかな，と思います。

**4** 気管支喘息の吸入薬は合剤でよいか？

### Message

日常臨床で遭遇する気管支喘息の多くは，ICS 単独でコントロール可能であり，すぐに LABA を併用するクセをつけないようにする。

#### 文献

1) 一般社団法人日本アレルギー学会 喘息ガイドライン専門部会(監修)：喘息予防・管理ガイドライン 2012. p131, 協和企画, 2012
2) Asthma, COPD and Asthma: COPD Overlap Syndrome (ACOS).
   http://www.ginasthma.org/documents/14

# 5　喘息発作時に使用するSABAの製剤はどれがよい？

36歳女性。1年ぶりの喘息発作で入院しました。ピークフローは自己ベストの60%程度までダウンしています。吸入ステロイド薬(ICS)は定期的に使用しています。

　「喘息発作に対して，まずはリリーバーを処方しようと思います」

**指導医**「そうだね，何を処方しようか」

　「ステロイドの点滴，短時間作用性$\beta_2$刺激薬(SABA)の吸入あたりでしょうか」

**指導医**「SABAはどの製剤にしようか？」

　「どのSABAも同じだと思っていたんですが，違いがあるんですか？」

## 分かれ道

**SABAはどのタイプの製剤を処方すべきか？**
**pMDI？　DPI？　ネブライザー？**

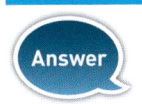

**Answer** **喘息発作で入院した患者さんにはネブライザーのほうがよい。**

　喘息発作で入院した患者さんは，咳嗽や呼吸困難感の症状が前面に出ており息止めが上手にできないという欠点があります。現在発売されている吸入薬の多くは息止めが必要です（一部の製剤では不要）。SABAとして最も処方されているメプチン®やサルタノール®などの加圧式定量噴霧式吸入器（pMDI）も息止めが必要です。個人的な経験では，喘息発作中にpMDIが上手に吸入できる患者さんは若い患者さんを除いてあまり多くありません。自宅にいる場合には，現存の形態で可能なpMDIかドライパウダー吸入器（DPI）で発作を抑制するしかありませんが，**入院中であればネブライザーの吸入を強くすすめます**（ネブライザーは家庭でも実施可能ですが，大掛かりな装置が必要です）。ネブライザーのよいところは，SABAが細かい粒子の煙に変化するために息止めは必要なく，普通に呼吸ができる点です。もしネブライザーが使えないとき，pMDIかDPIかどちらがよいかと問われれば，これはどちらも同等と考えてよいでしょう。ただし，スペーサーを用いるのであればpMDIに軍配が上がります。pMDIはプッシュしてから薬効成分が噴出される速度がとても速いので口腔粘膜に薬効成分がくっついてしまってうまく吸入するのが難しいです。そのため，リザーバーの役割を持つスペーサーを装着すればロスがなく効率的に吸入できます。DPIは粉末なので，喘息発作中に吸入すると咳嗽が誘発されることがあります。個人差が大きいので，一度患者さんに使用実感を試してもらうほうがよいでしょう。

　なお，海外では抗コリン薬のネブライザー治療が可能なため，SABAも同時にネブライザー治療することが多いようです。ただ，急性期の抗コリン薬にはそこまで期待しないほうがよいかもしれません[1]。

> Message
>
> 喘息発作で入院した患者さんにリリーバーとしてSABAを使用する場合，pMDIやDPIよりもネブライザーのほうがよい。

文献

1) Vézina K, et al: Inhaled anticholinergics and short-acting beta(2)-agonists versus short-acting beta2-agonists alone for children with acute asthma in hospital. Cochrane Database Syst Rev 2014; 7: CD010283

> **Column**
>
> ## 全ての吸入薬は5秒間息止めするものと覚えてよい
>
> 　吸入薬は近年右肩上がりにその種類が増えており，呼吸器内科医でもその使い分けに難渋することがしばしばあります．それでいて個々の吸入デバイスには手技の違いがあり，全ての吸入薬を正しく使える呼吸器内科医は多くありません．
>
> 　私はかねて「多くの患者さんは息止めができていない」ということに警鐘を鳴らしています．吸入指導を受けたとしても，1か月後に正しい吸入ができなくなっている患者さんは多くいます．ひどい場合，生理検査を行う技師さんが息止めをすることを知らずに可逆性試験を行っている病院もあります．
>
> 　実は，息止めというのは全ての薬剤に必要な手技ではありません．たとえばタービュヘイラーを使っている製剤，パルミコート®，オーキシス®，シムビコート®は粒子径が非常に小さく肺に届きやすいため，吸入後の息止めの必要はありません．製剤ごとに息止めの必要の有無を覚えると大変なので，私は全ての吸入薬について患者さんに息止めをするよう覚えてもらっています．特に副作用や使い勝手などでコロコロと吸入デバイスが変わる人に，「この薬は息止めが必要」「この薬は息止めが不要」とその都度説明していると混乱のもとになりかねません．

# 6 吸入薬はpMDIとDPIのどちらがよいか？

44歳女性。普段から気管支喘息に対して加圧式定量噴霧式吸入器(pMDI)の吸入ステロイド薬(ICS)を使用していますが，吸入のたびに咳が出てしまうとのこと。喘息の咳ではなく，吸入薬による咳だと思っている様子。このまま続けてよいものか相談されました。

　　「これは，ICSの吸入の仕方がまずいんですかね？」

指導医「もちろんその可能性はある。だけど，pMDIは刺激が強くて咳が出てしまう人もいるんだ」

　　「うーん，じゃあpMDIからドライパウダー吸入器(DPI)に変えたほうがいいんでしょうか？」

指導医「そうだね。コールドフレオン現象かもしれないからね」

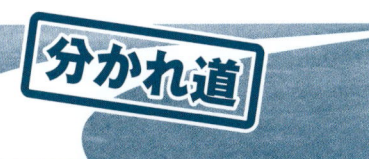

## 分かれ道

**pMDIとDPIのどちらを使えばよいのか？**

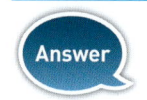

> **Answer** 若い患者さんは DPI，高齢者は使い勝手で好きなほうを。

## pMDI と DPI を選ぶポイント

　pMDI と DPI の吸入手技の違いは，**pMDI はゆっくり吸入し，DPI は速く吸入する**（60 L/分＝ 1,000 mL/秒程度）ということです。この 1,000 mL/秒というのがどのくらいか分かりますか？　たとえば 1 秒量 1,000 mL。1 秒量がこの数値を下回ると，呼吸器外科的には少しリスクが高くなります。若い人であれば，1 秒量が 1,000 mL くらいあってほしいわけです。同様に，吸う力も 1 秒で 1,000 mL くらいはあってほしい。うどんやラーメンをズズズーッと豪快にすすると，だいたい 1,000 mL/秒と言われています。うら若き女性は豪快にすすることはないと思いますが，まあ，そのくらい吸う力があれば DPI は大丈夫ということです。とはいっても吐くのと吸うのとでは勝手が違いますし，個人的には DPI 製剤を用いるのであれば，400～500 mL/秒程度の流速でほとんど問題ないと思っています。理想的には 800 mL/秒欲しいところです。

　pMDI は若年者であっても吸入手技が難しく，タイミングがズレていれば全く意味を成しません。そのため，吸入力がしっかりとある若年患者さんでは私は DPI を処方することを目指しています。

　そのため，私は「吸入力がありそう」なら DPI，「吸入力がなさそう」なら pMDI というふるい分けでよいと思います。もちろん，使い勝手や吸入回数などの総合判断で製剤を選ぶべきですが……。

　なお，クレメントクラーク社が開発したインチェックダイアル（In-Check Dial）という吸気流速を測定する機器が有用とされています[1]。インチェックダイアルは吸気流速を簡便に測定できるもので，各種専用アダプターがあり，模擬的な流速測定が可能です。

## 高齢者は pMDI でも DPI でも不利

　結論から言うと，高齢者は pMDI でも DPI でも不利です。別に若い人向けに吸入薬を製造しているわけではないのでしょうが，現在発売されている吸入薬は若い人に圧倒的に有利なものばかりです。ダイソンの掃除機のように持続する吸引力が人間にもあればいいのですが，人は老いるもの。50 歳頃から吸入力がガクンと落ちてきて，70 歳以上の患者さんではなかなか DPI を上手に吸入することができません。ひどい

場合，ほとんど口腔内にDPIのパウダーがくっついてしまって，全く吸入できていない高齢者もいます．吸入力がないのであれば，pMDIでいいじゃないかと思われる方もいるかもしれませんが，pMDIは出てくるスピードが結構速い．そのため，年齢を問わず吸入タイミングに関してはかなりテクニックを要します．

　pMDIはプッシュするときタイミングよく吸入しないといけません．そのため**高齢者の場合タイミングが合わずpMDIが上手に吸入できないこともしばしばです**．一方，DPIは自分のタイミングで吸入することができますが，**吸入力が足りずにDPIが吸えない患者さんも多くいます**．高齢者の患者さんでこれらのうちどちらかの欠点を容認しなければならないとき，またpMDIのほうがマシです．吸入力はどれだけアドバイスしても改善することはないので，pMDIの吸入をうまくやってもらうほうがいいです．

　そのため，吸入補助器具を使えるのであれば，高齢者は**pMDI＋スペーサー**という組み合わせが最強だと思います．ただこのスペーサー，病院の薬剤科に在庫があるものもあれば，業者から取り寄せなければならないものもあり，コマース・流通が一定していないのが難点です．患者さんごとにスペーサーを取り寄せるのも大変なので，病院の薬剤科と相談してコネクトできるスペーサーを置いてもらうようお願いするほうがいいかもしれません．

## コールドフレオン現象

　この症例のようにpMDIの使用で咳嗽がひどい場合，**コールドフレオン現象**（cold Freon effect）を疑う必要があります．コールドフレオン現象は，フロンガス（代替フロン）の冷却刺激によって引き起こされる咳嗽のことで，これを防ぐためにはやはりスペーサーなどを緩衝材として用いることが望ましいですね[2]．あるいは吸入力がありそうな患者さんであれば，思い切ってpMDIからDPIに変えてしまってもよいかもしれません．DPIの場合，コールドフレオン現象は起きにくいです．

> ### Message
> 若年者では吸入力があるためDPIをまずトライしてみたい．高齢者ではDPIでもpMDIでも不利であるため，pMDI＋スペーサーが最も吸入効果を高めることができるだろう．

さて，冒頭の女性。pMDIによるコールドフレオン現象の可能性も考え，DPIに変えてみようと考えました。

> 「若いので吸入力もありますから，DPIにしてみてもよいと思います」

**指導医**「そうだね，この患者さんは最初からDPIでもよかったのかもしれないね」

もともと朝と夕に別の内服薬を飲んでいるので，1日2回吸入のフルタイド®を処方してみました。すると，pMDIのときにみられていた咳嗽はなくなったそうです。

## 補足　倉原式：吸入薬の決定手順（図2-2, 3）

　気管支喘息・COPDの長期管理薬としての吸入薬をどのように選択するか，その手順をまとめてみます。

### 1. 合剤にするかどうか決める（ステップを参考に⇒91, 92ページ表）

　気管支喘息でもCOPDでも，重症でない限りは合剤にする必要はありません。基礎の治療が効果不十分でステップアップしなければならない場合はともかくとして，いきなり私が合剤を処方するのは最初からステップ4の患者さんくらいです。そのため，まず合剤にしなければならない理由があるかどうかを吟味してください。ICS単独，吸入抗コリン薬（LAMA）単独でコントロールできるのであればそのほうが望ましいです。

### 2. 吸入回数を決める

　1日2回吸えそうなら選択肢は広がります。ただ，コンプライアンスが悪そうな患者さん（特に20〜40代）の場合，1日1回のほうがよいかもしれません[3]。特に仕事をしている方は夜の吸入を頻繁に忘れるため，1日1回のほうがよいでしょう。

### 3. DPIかpMDIか決める

　吸入力のある若年者ではDPIをトライしてみてください。手技がしっかりしていればpMDIでも大丈夫なのですが，pMDIは難易度がやはり高いので，可能であればDPIのほうがよいと私は考えます。

　吸入力の小さい高齢者では，手技理解がよさそうであればpMDIをトライしてみてください。タイミングが全然合っていなければ，スペーサーをつけてpMDIを使用することをおすすめします。

　インチェックダイアル（100ページ）があれば，吸入流速を測定します。20〜30 L/分（333〜500 mL/秒）を下回っていると，DPIは少し処方しにくいです。

### 4. レスキューの管理ができるかどうか

　閉塞性肺疾患の治療では発作時のレスキュー薬の管理も重要です。毎日使うものではないため，いざというときにその使い方が分からないと意味がありま

せん。そのため，吸入に関して理解が悪そうな患者さん，SABAを持ち歩きたくない患者さんには1剤で管理が可能なシムビコート®がおすすめです（SMART療法[4]）。ただ個人的にはSMART療法が本当に急性期の発作にも有効なのかどうか答えは出ていません。

## 5. 吸入残量が管理できるかどうか

COPDの長期管理薬であるLAMAには2015年2月現在でカウンターがついているものがないので（合剤のアノーロ®が初），気管支喘息の患者さんの場合のみ，この5.が当てはまります。

吸入残量が分かっていないと，何も入っていない吸入薬をスースーと吸入し続けてしまいます。とりわけpMDIは中身がなくなっても噴射が可能という迷惑な側面もありますので，カウンターがあったほうがよいと思う患者さんにはカウンター付きのものを選んでください。

キュバール®やオルベスコ®は，吸入残量を確認するためだけの器具が別途必要なので，よほど治療に意欲的でないとこの2剤は残量確認の観点では不利かもしれません。なお，**「水に浮かべて浮いたら薬剤はもう残っていない，沈めばまだ使える」という残量確認方法は推奨されていません**ので気をつけましょう[5]。

## 文献

1) Fiato KL, et al: Monitoring flow rates and retention of inhalation techniques using the in-check dial device in adult asthmatics. J Asthma 44:209-212, 2007
2) Keller M: Innovations and perspectives of metered dose inhalers in pulmonary drug delivery. Int J Pharm 186:81-90, 1999
3) Price D, et al: Improved adherence with once-daily versus twice-daily dosing of mometasone furoate administered via a dry powder inhaler: a randomized open-label study. BMC Pulm Med 10:1, 2010
4) Chapman KR, et al: Single maintenance and reliever therapy (SMART) of asthma: a critical appraisal. Thorax 65:747-752, 2010
5) Cain WT, et al: The misconception of using floating patterns as an accurate means of measuring the contents of metered-dose inhaler devices. Ann Allergy Asthma Immunol 87:417-419, 2001

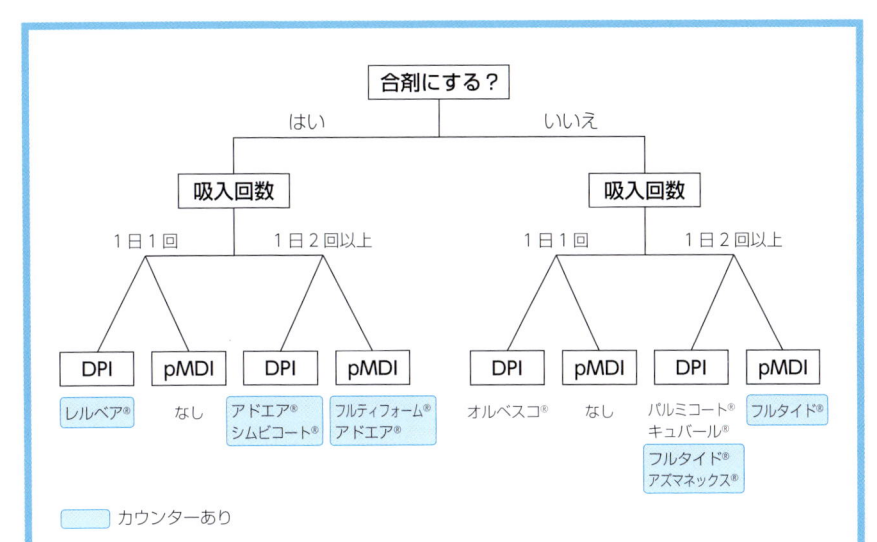

**6** 吸入薬は pMDI と DPI のどちらがよいか？

```
                        合剤にする？
              はい ────────┴──────── いいえ
           吸入回数                    吸入回数
      1日1回  1日2回以上            1日1回  1日2回以上
      ┌─┐  ┌─┐  ┌─┐  ┌─┐        ┌─┐  ┌─┐  ┌─┐  ┌─┐
      │DPI│ │pMDI││DPI│ │pMDI│      │DPI│ │pMDI││DPI│ │pMDI│
      └─┘  └─┘  └─┘  └─┘        └─┘  └─┘  └─┘  └─┘
     レルベア® なし  アドエア®  フルティフォーム®   オルベスコ® なし  パルミコート® フルタイド®
                    シムビコート®  アドエア®                        キュバール®
                                                                フルタイド®
                                                                アズマネックス®
```
□ カウンターあり

**図 2-2** 気管支喘息に対する吸入薬のフローチャート（ICS，ICS＋LABA を中心に）

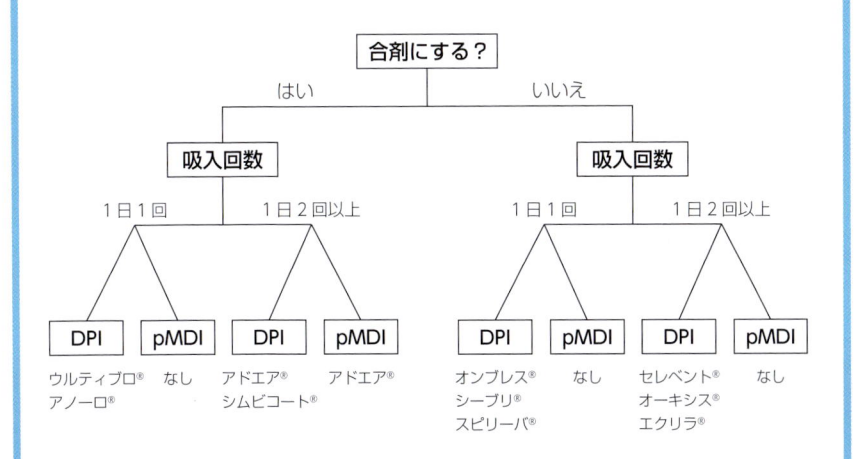

```
                        合剤にする？
              はい ────────┴──────── いいえ
           吸入回数                    吸入回数
      1日1回  1日2回以上            1日1回  1日2回以上
      ┌─┐  ┌─┐  ┌─┐  ┌─┐        ┌─┐  ┌─┐  ┌─┐  ┌─┐
      │DPI│ │pMDI││DPI│ │pMDI│      │DPI│ │pMDI││DPI│ │pMDI│
      └─┘  └─┘  └─┘  └─┘        └─┘  └─┘  └─┘  └─┘
    ウルティブロ® なし  アドエア®  アドエア®      オンブレス® なし  セレベント® なし
    アノーロ®        シムビコート®            シーブリ®       オーキシス®
                                            スピリーバ®      エクリラ®
```

※この図では COPD に対して吸入ステロイド薬単独の処方は想定していない。
※2015 年 2 月現在エクリラ® は未発売である。

**図 2-3** COPD に対する吸入薬のフローチャート（LAMA，LABA，LAMA＋LABA，ICS＋LABA を中心に）

# 7 ICSはステップダウンしてもよいのか？

28歳男性。気管支喘息に対して近医からアドエア®500ディスカス（1回1吸入1日2回）を処方されています。吸入ステロイド薬（ICS）のステップダウンができないかどうか相談がありました。

👦「この患者さんは半年くらい発作が出ていないそうです。コンプライアンスもよさそうです」

指導医「うん，どうしようか？　このままアドエアを続けようか？」

👦「ステップダウンしてもいいと思います。……いや，でもまだ半年しかICSを使っていないのか……」

指導医「ICSのステップダウンはなかなか勇気が要るよね。この患者さんにステップダウンが可能か一緒に考えてみよう」

## 分かれ道

### 気管支喘息に対するICSのステップダウンは可能か？

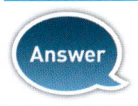

**Answer** **ステップダウンは可能である。**

### ステップダウンのポイント

　この症例のような相談はよくあります。気管支喘息は，常に気道の好酸球性炎症が起こっているため，ICSをかなり長期に続けたほうがよいという意見が大勢を占めています。医師によっては永遠に吸入すべきだとの意見もあります。

　実は昔はそこまでステップダウンについてはガイドラインでも取り上げられていなかったのですが，現在はGINA (Global Initiative for Asthma) やBTS/SIGN (British Thoracic Society and Scottish Intercollegiate Guidelines Network) でもステップダウンについて言及があります。世界的なコンセンサスを統合すると，中～高用量のICS単独でコントロールが得られている場合，3か月ごとに25～50％の減量をチャレンジしてもよいです[1,2]。たとえば，フルタイド®を1日400μg (100ディスカス1回2吸入1日2回) 吸入している患者さんが長期にコントロール良好な場合，フルタイド®の1日量を200μg (100ディスカス1回1吸入1日2回) に減量することが可能です。50％の減量には勇気が要りますが，微妙なカットダウンができない製剤ばかりなので"エイヤッ"と半減させるしか方法がないこともしばしばです。

　なお，BTS/SIGNでは，NIOX MINO® (79ページ) で呼気NO (FE_NO) が25 ppbよりも低ければステップダウンが可能としています[2]。こうした客観的指標があると嬉しいですね。

### 合剤のステップダウン

　ステップダウンの方法が難しいのは，ICSとLABAの合剤の場合です。LABAをいきなりオフにすべきだという専門家の意見もありますが，基本的に吸入ステロイド薬を減量してからLABAをオフにしたほうがよいとされています[3] (ただしLABA単剤の吸入にならないよう注意してください)。たとえばアドエア®を1日量で1000μg (500ディスカス1回1吸入1日2回) 吸入している場合，素直にアドエア®を1日量で500μg (250ディスカス1回1吸入1日2回) に減量して大丈夫です。LABAであるサルメテロールは，アドエア®では常に1吸入あたり50μgなので，LABAの量はそのままです。

　ICS＋LABAが最低用量の状態で1年程度経過をみて，コントロールがよければ吸入ステロイド薬を完全にオフにしてしまいます。半年くらいコントロールが良好であ

ればオフしてもよいとする意見もありますが，あまり早期にオフしてしまうと，発作を起こして再燃することがありますので，私は「**最低用量・最低1年**」という意見です．

### 自己判断のステップダウンを容認しない

　気管支喘息の患者さんの中には，勝手に吸入治療を自己中断してしまう人がいます．軽症であればあるほど，また年齢が若ければ若いほど自己中断して外来にも来なくなります．「発作も出てないし，治ったに違いない」と思っている患者さんがほとんどです．ただ，早期に自己中断すると，喘息発作で久しぶりに救急受診するハメになるので，簡単に完治するような疾患ではないことを説明しておく必要があります．

### COPDのICSステップダウン

　なお，COPDのICSステップダウンを一体どのようにしたらよいのか，コンセンサスのある答えはありません．ただ，LAMA+LABAでコントロールされている患者さんに上乗せでICSが追加されているようなケースでは，ステップダウンは可能と考えられます[4]．COPE試験で報告されているように急激なステロイドステップダウンはCOPD急性増悪のリスクもあるので慎重に行う必要があります[5]．個人的にはICSを使用しなければならないCOPDの患者さんというのは極めて重症のことが多いので，ステップダウンという議論自体が勃発しないことがほとんどです．

---

#### Message

気管支喘息に対するICSのステップダウンは3か月ごとに25〜50%ずつ減量する．ただし，最終的にICSを完全離脱する場合は1年間コントロールが良好であることを確認するほうが安全である．

さて，この症例についてです．半年発作が出ていないため，アドエア® をステップダウンすることにしました．その際，サルメテロールはそのままでアドエア® を 500 ディスカスから 250 ディスカスにステップダウンしました．

　「ステップダウンして 3 か月経過していますが，今のところ発作は出ていないようです」

**指導医**「このままさらに半年くらい様子を見て，さらにステップダウンができるかもしれないね」

### 文献
1) GINA Report: Global Strategy for Asthma Management and Prevention updated. 2014（http://www.ginasthma.org/documents/4）
2) British Thoracic Society Scottish Intercollegiate Guidelines Network: British Guideline on the Management of Asthma: A national clinical guideline. 2014
3) Brozek JL, et al: Long-acting $\beta$2-agonist step-off in patients with controlled asthma. Arch Intern Med 172:1365-1375, 2012
4) Magnussen H, et al: Withdrawal of inhaled glucocorticoids and exacerbations of COPD. N Engl J Med 371:1285-1294, 2014
5) van der Valk P, et al: Effect of discontinuation of inhaled corticosteroids in patients with chronic obstructive pulmonary disease: the COPE study. Am J Respir Crit Care Med 166:1358-1363, 2002

# 8 喘息発作・COPD急性増悪のときの全身性ステロイドは全例リンデロン®が正しい？

COPD急性増悪で入院した75歳男性。既往歴に副鼻腔炎がある。ステロイドの点滴を処方しようと考えたが，何やらアレルギー歴がたくさんある。ペニシリン系抗菌薬や造影剤など。

　「コハク酸エステルのアレルギーの可能性もあるので，ステロイドの全身投与はリンデロン®でいいですよね？」

指導医「絶対というわけではないけど，アレルギー歴が多いことと副鼻腔炎の既往がアスピリン喘息に特徴的だから気になったんだね？」

　「はい，そうです。でも先生，ふと思ったんですけど，最初から喘息発作とCOPD急性増悪に全身性ステロイドを使う場合は，全例リンデロン®でいいんじゃないですか？」

指導医「確実にアレルギーを回避するために，ということだね？」

　「はい」

## 分かれ道

喘息発作・COPD急性増悪に対する
全身性ステロイドは全例リンデロン®でよい？

**Answer** 答えはないが，プレドニン®錠でもよい。

### はじめに

　気管支喘息発作に対するステロイドはメチルプレドニゾロン（ソル・メドロール®）が一般的です。また，外来ベースの場合プレドニゾロン（プレドニン®）のエビデンスが多いです。しかし，実臨床ではコハク酸エステルのアレルギーを回避するために全例リンデロン®という医師もよく見かけます。「もういっそのこと全例リンデロン®でいいじゃないか」という意見も聞いたことがありますが，これについて私見を述べたいと思います。

### 典型的なアスピリン喘息の患者さんの特徴

　アスピリン喘息というのは，アスピリンに対するアレルギーではなく，NSAIDs などで喘息様の症状を呈する非アレルギー性の過敏症（不耐症）です。ガイドラインでは，アスピリン喘息ではなく，たとえば **NSAIDs 過敏喘息** と呼ぶほうがいいのではないかと書かれています[1]。

　気管支喘息の患者さんを全例アスピリン喘息として扱う，という意見には強くは反対しませんが，それを医学と呼んでいいものか疑問を抱きます。というのもたとえば，70代の COPD 患者さんで，これまでにアレルギー歴，鼻症状，喘息の既往がない場合にアスピリン喘息を疑うかと問われれば答えは NO です。こういった患者さんの急性増悪に対してコハク酸エステルのアレルギーを考慮してリンデロン®を第一選択に用いなければならないというのは，何だかおかしい気がします。

　典型的なアスピリン喘息の患者さんの特徴を**表2-9**[2,3]に記します。今回提示した75歳の COPD 急性増悪の患者さんとは少し異なる印象ですね。副鼻腔炎の合併という点は確かに気になりますが，積極的にアスピリン喘息を疑う患者さんではありません。

### プレドニン®の内服も安全

　ご存じの通り，アスピリン喘息の患者さんに対するコハク酸エステル型ステロイド（サクシゾン®，ソル・コーテフ®，ソル・メドロール®，水溶性プレドニン®）の**急速静注**はアスピリン喘息の発作を誘発するため禁忌とされています。しかし，1時間以上点滴時間をかければコハク酸エステル型ステロイドでも問題ないとする意見もあり

#### 表 2-9 アスピリン喘息の特徴

| |
|---|
| 成人喘息の 5～10% に出現する（小児ではまれである） |
| 30～40 代に発症し，女性に多い（男女比 1：2.3） |
| 発作そのものは重症喘息が多い |
| 鼻茸や副鼻腔炎を合併していることが多い |
| 嗅覚が低下していることが多い |
| 練り歯磨きやミントなどで悪化する既往がある |
| 過去に NSAIDs で発作が誘発された既往がある |

〔Szczeklik A, et al: Natural history of aspirin-induced asthma. AIANE Investigators: European network on aspirin-induced asthma. Eur Respir J 16:432-436, 2000 および Szczeklik A, et al: Clinical features and diagnosis of aspirin induced asthma. Thorax 55(Suppl 2):S42-S44, 2000 より〕

ます。

　アスピリン喘息に対してステロイドが何でもかんでもダメというわけではなく，たとえば**プレドニン® の内服はアスピリン喘息の患者さんにも使用できます**[1,4]。内服のステロイドは内因性コルチゾルに構造が類似しているため，アレルギー症状はまず起こりません。これは意外と知られていません。そのため，個人的には内服が可能な患者さんであればプレドニン® 錠を内服してもらっています。発作時のエビデンスも多い薬剤ですし，第一選択としては申し分ありません。

　また，点滴ではリン酸エステル型ステロイドを 1 時間以上かけて点滴投与すれば問題ありません。これがすなわちリンデロン®，デカドロン®，ハイドロコートン® です[5,6]。この中で最も喘息発作に対してエビデンスが多いのはハイドロコートン® で，ガイドラインでもソル・メドロール® と並んでこれが推奨されています[1]。

　なお，誤って解熱鎮痛薬を使用してアスピリン喘息発作を誘発してしまった場合，**アドレナリンの投与**（0.1～0.2 mg 筋注）が優先される対応であることは忘れてはいけません。アスピリン喘息の発作だと分かっているケースでは，ステロイドの選択なんて後回しです。

### 全例リンデロン® を使うべきなのか

　さて本題に入ります。全ての喘息発作に対してリンデロン® を使用するというテーマでした。

　リンデロン® やデカドロン® は，作用が強力で血中半減期も長いという利点もありますが，副腎抑制を起こすおそれがあります。また，アレルギーが全くない安全な夢のステロイドというわけではなく，たとえばデカドロン® には防腐剤であるパラベン

が含まれており，アスピリン喘息を誘発する可能性もあります。リンデロン®の成分そのものではなくリンデロン注に添加されているソルビトール（梨，りんご，桃などの果実類に含まれている化合物）または亜硫酸ナトリウム（酸化防止剤）が発作の悪化をもたらす可能性もあります。といってもソルビトールなんてガムの人工甘味料として使われるくらいありふれたものです。まぁ，一成分がアレルギーを起こすことはどんな薬物，食物でもありうるわけで，この点滴のこの成分が危ないと言い出すとキリがないのが現実です。

そのため，リンデロン®だけが神格化されるのはちょっとおかしい。リスクを少なくするために全例リン酸エステル型のステロイドを投与すべきだという意見に反論するだけのデータを私は持ち合わせていませんが，そこまで考えているのであればまずはプレドニン®錠の内服でよいのではと思います。もしかして，将来喘息発作に対して全例リンデロン®を投与すべきだという論文が登場する可能性もあるので，ここでは強く否定はしません。

### Message

全ての喘息発作に対してアスピリン喘息を考慮して，全例リンデロン®を使用する案について現状では肯定も否定もできない。ただ，全てのステロイドが安全というわけではない。

---

75歳のCOPD急性増悪の患者さんがアスピリン喘息を有している可能性は低く，過去にNSAIDsを何度も安全に処方された既往があることから，全身性ステロイドとしてエビデンスの豊富なソル・メドロール®を選択しました。

**指導医**「点滴してからしばらく経つけど，特にコハク酸エステルのアレルギーはなさそうだね」

文献

1) 一般社団法人日本アレルギー学会 喘息ガイドライン専門部会(監修)：喘息予防・管理ガイドライン 2012. 協和企画, 2012
2) Szczeklik A, et al: Natural history of aspirin-induced asthma. AIANE Investigators: European network on aspirin-induced asthma. Eur Respir J 16:432-436, 2000
3) Szczeklik A, et al: Clinical features and diagnosis of aspirin induced asthma. Thorax 55(Suppl 2):S42-S44, 2000
4) Rowe BH, et al: Effectiveness of steroid therapy in acute exacerbations of asthma: a meta-analysis. Am J Emerg Med 10:301-310, 1992
5) Ventura MT, et al: Alternative glucocorticoids for use in cases of adverse reaction to systemic glucocorticoids: a study on 10 patients. Br J Dermatol 148: 139-141, 2003
6) Dajani BM, et al: Bronchospasm caused by intravenous hydrocortisone sodium succinate (Solu-Cortef) in aspirin-sensitive asthmatics. J Allergy Clin Immunol 68:201-204, 1981

# 9 COPDに吸入ステロイド薬は有効なのか？

👨‍⚕️「COPDに保険適用が通っている吸入薬はたくさんあると思うんですが，吸入ステロイド薬(ICS)/長時間作用性$\beta_2$刺激薬(LABA)もいくつか使用されていることがありますよね？」

指導医「そうだね，ガイドラインでもICSの使用が推奨されているよ」

👨‍⚕️「COPDに対しては，ICS，LABA，吸入抗コリン薬(LAMA)のどれをどう使い分けていいのか，いまだによく分かりません」

指導医「ふむ。全て推奨されていたら，たくさんの吸入薬を持ち歩かなくちゃいけなくなるからね。COPDにおけるICSの位置づけを知っておく必要があるね」

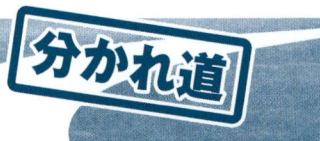

第2章 閉塞性肺疾患

**分かれ道**

## COPDの吸入治療においてICSの位置づけは？

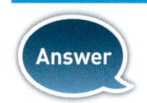

**Answer** COPDに対するICSは，LAMA，LABAでも効果が出にくいときに使う伝家の宝刀である。

## COPDに対するICS

『COPD（慢性閉塞性肺疾患）診断と治療のためのガイドライン第4版』[1]によれば，吸入抗コリン薬やLABAによってコントロールが不良の場合，ICSを使用してもよいとされています。ただし，**気管支喘息とは違って用量依存性に効果があるわけではありません**。すなわち，低用量がよいのか高用量がよいのか答えはないのです。

ただ，過去のCOPDに対するICSの臨床試験では中～高用量のICSしか使用されていませんので，低用量ICSをCOPDで使用することはまずありません。1秒量が予測値の60％未満のような重症COPDの患者さんではICSはCOPDの症状，呼吸機能，QOLを改善させ，急性増悪の頻度を減少させることが報告されています[2-8]。しかし，ICSを加えたからといって死亡率や1秒量の改善がみられるというコンセンサスはありません。チオトロピウム・サルメテロールを併用した重症COPD患者さんにおいて，ICSを継続しても中止しても急性増悪までの期間は変わらなかったという報告[9]もあり，そこまでICSが強いパワーを持っているわけではなさそうです。そのため，LAMAやLABAに優先されるものではないという現在のガイドライン上の位置づけは至極妥当なものと言えます。

## COPDに合剤を積極的に使用してよいか

COPDに対するICS/LABAの報告はいくつかありますが，前向きの研究では死亡率を改善する効果はないと考えられています[3]。メタアナリシスでも合剤の使用による死亡率の減少効果はないとされています（オッズ比0.92，95％信頼区間0.76～1.11）[10]。また，COPD急性増悪後にICS/LABAの合剤を使用しても，LABA単剤と比較してその後の急性増悪の再発には影響はないことが報告されています[11]。それだけでなく，合剤にICSが含まれているため肺炎のリスクが高くなる（オッズ比1.55，95％信頼区間1.20～2.01）とされているため（**図2-4**）[10]，よほどの場合でなければCOPDにICS/LABAの合剤を優先的に用いないほうがよいと私は考えています。

## 9 COPDに吸入ステロイド薬は有効なのか？

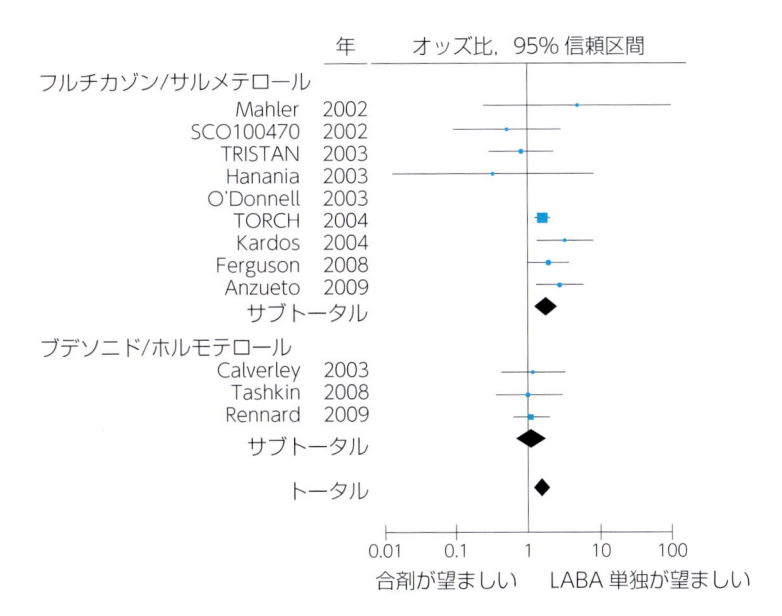

| | 年 | オッズ比, 95%信頼区間 |
|---|---|---|
| フルチカゾン/サルメテロール | | |
| Mahler | 2002 | |
| SCO100470 | 2002 | |
| TRISTAN | 2003 | |
| Hanania | 2003 | |
| O'Donnell | 2003 | |
| TORCH | 2004 | |
| Kardos | 2004 | |
| Ferguson | 2008 | |
| Anzueto | 2009 | |
| サブトータル | | |
| ブデソニド/ホルモテロール | | |
| Calverley | 2003 | |
| Tashkin | 2008 | |
| Rennard | 2009 | |
| サブトータル | | |
| トータル | | |

0.01　0.1　1　10　100
合剤が望ましい　　LABA単独が望ましい

**図2-4　コクランレビューにおけるLABA単剤と比較したICS/LABAの肺炎リスク**

〔Nannini LJ, et al: Combined corticosteroid and long-acting beta(2)-agonist in one inhaler versus long-acting beta(2)-agonists for chronic obstructive pulmonary disease. Cochrane Database Syst Rev 9:CD006829, 2012より〕

　一方，LABA/LAMAの合剤についてはICSのように肺炎のリスクを高めるわけではないため，日本でも多くの患者さんがこの併用吸入療法を行っています．LAMAもLABAも心臓には決してよくない薬剤なのですが，現時点では吸入療法による循環器疾患の増悪リスクは認められていません[12,13]．そのため，ガイドライン上でもLABA/LAMAの使用は妥当な選択肢です．ただ，いきなり合剤にする必要はなく，まずはLAMAのコントロールが望ましいと私は考えます．

　以上をふまえると，個人的な見解も入れるとCOPDの吸入薬はLAMA → LABA → ICSの順に優先度が高いと考えてよいでしょう．

　さて，2剤の合剤で話が終わるわけではありません．というのも，近年トリプル吸入療法(ICS/LABA/LAMA)が海外で頻繁に報告されています．気管支拡張作用のある薬剤をどんどん追加すれば一時的な呼吸機能やQOLを数値上改善させることはできますが[14-16]，長期的にみてそれが患者さんの幸せにつながるのかどうか，まだ結論は出ていません．ICS/LABAの2剤の合剤ですら優先度が高くない以上，現時点でトリプル吸入療法が推奨されることはないでしょう．

　まとめると，どうしてもCOPDの症状をコントロールしたいとき，肺炎のリスク

上昇が少しあることを承知のうえで ICS を処方するというのはアリかもしれません。ただ，ICS を処方する場合の多くはすでに LAMA と LABA が導入されていることが多いため，コンプライアンスの管理は非常に難しいと考えてください。なんらかの理由で LAMA や LABA が使用できない場合，ICS を加えるのも一つの手かもしれません。テオフィリンなど他の薬剤とどちらがよいのか答えはありません。

---

### Message

COPD に対して ICS/LABA の合剤は肺炎のリスクを上昇させる可能性があるためリスクとベネフィットを天秤にかけて処方する。トリプル吸入療法は現時点では推奨されない。

---

#### 文献

1) 日本呼吸器学会 COPD ガイドライン第 4 版作成委員会（編）：COPD（慢性閉塞性肺疾患）診断と治療のためのガイドライン．第 4 版，一般社団法人日本呼吸器学会，2013
2) Spencer S, et al: Impact of preventing exacerbations on deterioration of health status in COPD. Eur Respir J 23:698-702, 2004
3) Calverley PM, et al: Salmeterol and fluticasone propionate and survival in chronic obstructive pulmonary disease. N Engl J Med 356:775-789, 2007
4) Calverley P, et al: Combined salmeterol and fluticasone in the treatment of chronic obstructive pulmonary disease: a randomised controlled trial. Lancet 361:449-456, 2003
5) Calverley PM, et al: Withdrawal from treatment as an outcome in the ISOLDE study of COPD. Chest 124:1350-1356, 2003
6) Jones PW, et al: Disease severity and the effect of fluticasone propionate on chronic obstructive pulmonary disease exacerbations. Eur Respir J 21:68-73, 2003
7) Mahler DA, et al: Effectiveness of fluticasone propionate and salmeterol combination delivered via the Diskus device in the treatment of chronic obstructive pulmonary disease. Am J Respir Crit Care Med 166:1084-1091, 2002
8) Szafranski W, et al: Efficacy and safety of budesonide/formoterol in the management of chronic obstructive pulmonary disease. Eur Respir J 21:74-81, 2003
9) Magnussen H, et al: Withdrawal of inhaled glucocorticoids and exacerbations of COPD. N Engl J Med 371:1285-1294, 2014
10) Nannini LJ, et al: Combined corticosteroid and long-acting beta(2)-agonist in one inhaler versus long-acting beta(2)-agonists for chronic obstructive pulmonary disease. Cochrane Database Syst Rev 9:CD006829, 2012
11) Ohar JA, et al: Fluticasone propionate/salmeterol 250/50 $\mu$g versus salmeterol 50 $\mu$g after chronic obstructive pulmonary disease exacerbation. Respir Res 15:105, 2014
12) Rodrigo GJ, et al: Efficacy and safety of a fixed-dose combination of indacaterol and

Glycopyrronium for the treatment of COPD: a systematic review. Chest 146:309-317, 2014
13) Wedzicha JA, et al: Pooled safety analysis of the fixed-dose combination of indacaterol and glycopyrronium (QVA149), its monocomponents, and tiotropium versus placebo in COPD patients. Respir Med 108:1498-1507, 2014
14) Welte T, et al: Efficacy and tolerability of budesonide/formoterol added to tiotropium in patients with chronic obstructive pulmonary disease. Am J Respir Crit Care Med 180:741-750, 2009
15) Aaron SD, et al: Tiotropium in combination with placebo, salmeterol, or fluticasone-salmeterol for treatment of chronic obstructive pulmonary disease: a randomized trial. Ann Intern Med 146:545-555, 2007
16) Hanania NA, et al: Benefits of adding fluticasone propionate/salmeterol to tiotropium in moderate to severe COPD. Respir Med 106:91-101, 2012

# 10 ロイコトリエン拮抗薬の使い方とは？

👦「気管支喘息のガイドラインではステップ1からロイコトリエン拮抗薬を使ってもいいんですよね」

指導医「そうだね」

👦「でも，ロイコトリエン拮抗薬を使っている患者さんと使っていない患者さんがいますよね」

指導医「一般的には，ステップ1は吸入ステロイド薬（ICS）が使用できない場合に，ステップ3からはICSに併用することが推奨されているね」

👦「具体的にこういうときにロイコトリエン拮抗薬を使いましょう，というコツとかあるんでしょうか？」

## 分かれ道

気管支喘息に対してロイコトリエン拮抗薬を投与するタイミングは？

# 10 ロイコトリエン拮抗薬の使い方とは？

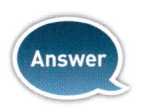

**Answer** ステップ1～2でICSが使えないとき，ステップ2～3でICSでコントロールできないときに使用する。

## ロイコトリエン拮抗薬とは

　ロイコトリエン拮抗薬は，システイニルロイコトリエン1受容体に結合するペプチドロイコトリエンの作用を阻害し，気道粘膜の浮腫を軽減する効果があります。日本で使用できる薬剤は，モンテルカスト（シングレア®，キプレス®），プランルカスト（オノン®），ザフィルルカスト（アコレート®）の3種類です。

　日本ではオノン®とシングレア®が最も多く処方されている薬剤だと思います。アコレート®を処方している呼吸器内科医はほとんど見たことがありません。欧米ではザフィルルカストのほうがエビデンスは豊富なのですが，日本ではモンテルカストやプランルカストの報告のほうが多いです。国によって差がある理由はよく分かりません。

## 気管支喘息で使用するタイミング

　これまでICSがどうしても吸入できなかった患者さんが何人かいます。どれだけ吸入指導しても吸入できなかった患者さん，高齢すぎて全く吸入できなかった患者さん，などなど。しかしながら，ロイコトリエン拮抗薬は低用量ICSと比べて長期管理薬としての効果はあまり高くなく[1]，ステップ1でICSが使用できない場合の代替薬としてはちょっとパワーが足りないかもしれません。ICSを使用していないケースでは，ロイコトリエン拮抗薬よりもむしろテオフィリンのほうがわずかながら効果は高いとされています[2]。そのため，ICSが使えないケースではテオフィリンのほうがまだマシです。では成人ではロイコトリエン拮抗薬よりもテオフィリンのほうが常にベターですか？と問われると個人的にはそこまで違いがあるようには思いません。むしろ，使い慣れているロイコトリエン拮抗薬のほうを処方することのほうが多いかもしれません。ちなみに，小児ではテオフィリンよりもロイコトリエン拮抗薬のほうが効果的だと示唆する報告もあるので[3]，気管支喘息の背景がアトピー性・アレルギー性のものかどうかで効果に違いがあるのかもしれません。

　ICSが使えるケースではどうでしょうか。ICSが軌道に乗っている場合，ICSだけでコントロールができない場合はLABA，ロイコトリエン拮抗薬，テオフィリンのいずれかを追加することになります。その上乗せ効果としてのロイコトリエン拮抗薬は

どの位置づけなのでしょうか？　前述したように，テオフィリンとロイコトリエン拮抗薬の比較では，文献上はテオフィリンのほうに軍配が上がりそうです。ただ，ロイコトリエン拮抗薬はテオフィリンよりも副作用が少ないので使いやすいというメリットがあります。そのため私はほぼ同等の位置づけと考えています。では，LABAとの比較ではどうでしょうか。LABAをICSに上乗せした場合と，ロイコトリエン拮抗薬をICSに上乗せした場合を比較検討したコクランレビューがあります（**図 2-5**）[4]。これによれば，ICSに上乗せをするならロイコトリエン拮抗薬よりもLABAのほうが急性増悪を減少させる効果が高いと書かれています。ただ，統計学的には微差と考えられます（リスク比 0.87, 95% 信頼区間 0.76～0.99）。

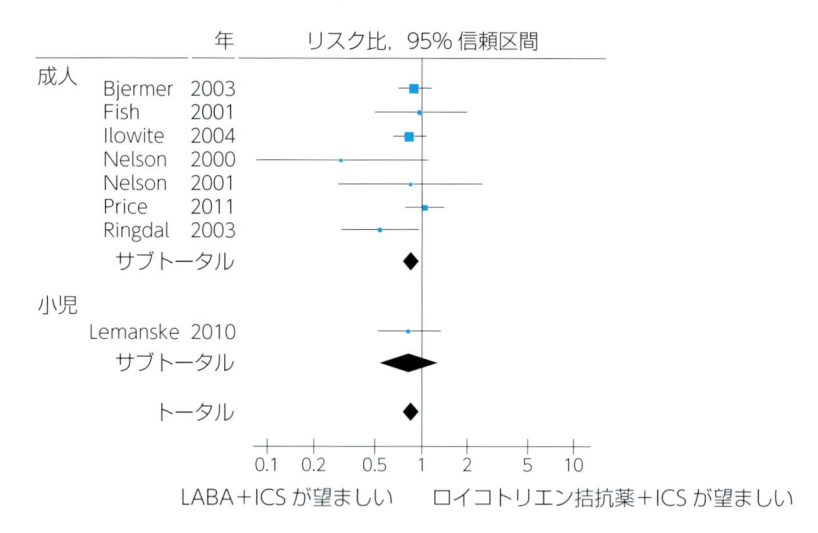

| | 年 | リスク比，95%信頼区間 |
|---|---|---|
| 成人 | | |
| Bjermer | 2003 | |
| Fish | 2001 | |
| Ilowite | 2004 | |
| Nelson | 2000 | |
| Nelson | 2001 | |
| Price | 2011 | |
| Ringdal | 2003 | |
| サブトータル | | |
| 小児 | | |
| Lemanske | 2010 | |
| サブトータル | | |
| トータル | | |

0.1　0.2　0.5　1　2　5　10
LABA＋ICSが望ましい　　ロイコトリエン拮抗薬＋ICSが望ましい

**図 2-5　コクランレビューにおけるLABAとロイコトリエン拮抗薬の上乗せ効果**

〔Chauhan BF, et al: Addition to inhaled corticosteroids of long-acting beta2-agonists versus anti-leukotrienes for chronic asthma. Cochrane Database Syst Rev 1:CD003137, 2014 より〕

## ロイコトリエン拮抗薬とテオフィリンの併用

　気管支喘息治療においてほぼ同等の位置づけであると考えているロイコトリエン拮抗薬とテオフィリン。ではこの2剤を併用することはあるのでしょうか。

　たしかに併用することはあるのですが，個人的にはテオフィリンの血中濃度が高く出る症例を何例か経験しており（実際にそういう報告もあります[5]），気管支喘息の長期管理薬で吸入薬がいまいちな場合，ロイコトリエン拮抗薬かテオフィリンのどちらか一方だけを使用するスタンスにしています。

## まとめ

上述したことから，**ステップ1〜2でICSが使えないとき，ステップ2〜3でICSではコントロールできないとき**にロイコトリエン拮抗薬を使用してもよいと考えます。LABAやテオフィリンよりも効果的とは言い難いですが，比較的安全に使える薬剤なので難治性喘息で処方しない手はないでしょう。

---

処方例：
シングレア®（10 mg） 1錠分1　就寝前
プランルカスト®（225 mg） 2錠分2
アコレート®（20 mg） 2錠分2

---

### Message

ICSの上乗せ効果としてロイコトリエン拮抗薬はLABAやテオフィリンより優れているとは言い難いが，副作用が少なくアレルギー性の気管支喘息では比較的使いやすい薬剤である。

---

### 文献

1) Brabson JH, et al: Efficacy and safety of low-dose fluticasone propionate compared with zafirlukast in patients with persistent asthma. Am J Med 113:15-21, 2002
2) American Lung Association Asthma Clinical Research Centers: Clinical trial of low-dose theophylline and montelukast in patients with poorly controlled asthma. Am J Respir Crit Care Med 175:235-242, 2007
3) Kondo N, et al: A randomized open-label comparative study of montelukast versus theophylline added to inhaled corticosteroid in asthmatic children. Allergol Int 55:287-293, 2006
4) Chauhan BF, et al: Addition to inhaled corticosteroids of long-acting beta2-agonists versus anti-leukotrienes for chronic asthma. Cochrane Database Syst Rev 1:CD003137, 2014
5) Katial RK, et al: A drug interaction between zafirlukast and theophylline. Arch Intern Med 158:1713-1715, 1998

# 11 COPDにおける テオフィリンの使い方とは？

　　「テオフィリンを内服しているCOPDの患者さんって多いですよね？」

指導医「そうだね，定期内服している人が多いよね」

　　「でもテオフィリンを内服せずに抗コリン薬の吸入だけで治療されている人もいますよね」

指導医「うむ」

　　「テオフィリンを処方するタイミングって何か決まりがあるんですか？」

指導医「君もなかなか鋭い質問をするようになってきたね……」

　　「ありがとうございます！」

指導医「実はこれはなかなか難しい問題なんだ」

## 分かれ道

**テオフィリンの使いどころは？**

## 11 COPDにおけるテオフィリンの使い方とは？

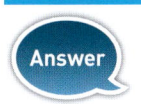

> **Answer** 吸入薬でCOPDのコントロールができないときは，早期にテオフィリンの導入に踏み切ることがある。

### なぜテオフィリンがCOPDに用いられるのか

　テオフィリンが処方される呼吸器疾患は，気管支喘息がほとんどですが，一部のCOPD患者さんにも使用されることがあります。テオフィリンはコーヒーから発見された薬物ですが，もともとはコーヒーが気管支喘息の緩和に効果があることが知られていたため（→128ページ Column 参照），COPDに使われてからまだまだ歴史が浅いのです。COPDはご存じの通り，炎症性疾患です。COPDにおいてはPI3K-AKT経路が活性化されているため，ヒストン脱アセチル化酵素（HDAC）活性が肺実質で顕著に低下しており，この低下が疾患の重症度を悪化させているとされています。実は，テオフィリンはこのPI3Kの阻害薬であり，HDACの活性を回復していることが分かっています[1]。さらに，低用量テオフィリンは，COPDなどのステロイド低感受性の炎症性疾患においてステロイドの増強作用があるとされています。たとえば，吸入ステロイド薬（ICS）単独とICS＋低用量テオフィリンを比較すると，後者ではヒストン脱アセチル化酵素活性の有意な上昇と炎症性サイトカイン産生の抑制が認められました[2]。

　テオフィリンは，近年になって，COPDに対する有効性が見直され始めている薬剤でもあるのです。

### テオフィリンのエビデンス

　さて，テオフィリンはCOPDに対してどういったエビデンスがあるのでしょうか。
　若手医師からは，テオフィリンの導入基準がどうも分かりにくいとよく相談されます。実はこれ，結構難しいのです。というのも，導入基準も明確な答えもないからです。これは世界的にテオフィリンがあまり使用されていないことが原因だと思います。海外ではテオフィリンの内服によってむしろCOPD急性増悪による入院が増えるのではないかとする懐疑的な意見すらあります[3]。
　コクランレビューではCOPDの患者さんに対するテオフィリンには呼吸機能の改善（1秒量，努力性肺活量），動脈血酸素飽和度の改善，歩行距離の延長といった効果が認められています（**図2-6**）[4-6]。ただCOPDの場合，テオフィリン単独で治療されている患者さんはいませんので，どこまでこの薬剤が寄与しているのかいまだによく分かっていません。副作用として嘔気を増加させることが知られていますが，それで

もテオフィリンを使用した患者さんはこの薬剤を好むことが多いため，COPDに頻繁に用いられているわけです。また，テオフィリンには陽性変力作用があり，肺性心の患者さんの右心不全を少し改善させることができるかもしれません。といっても，肺性心になるほどのCOPDというのはかなり重症例であり，日常臨床ではそこまで遭遇しないかもしれません。

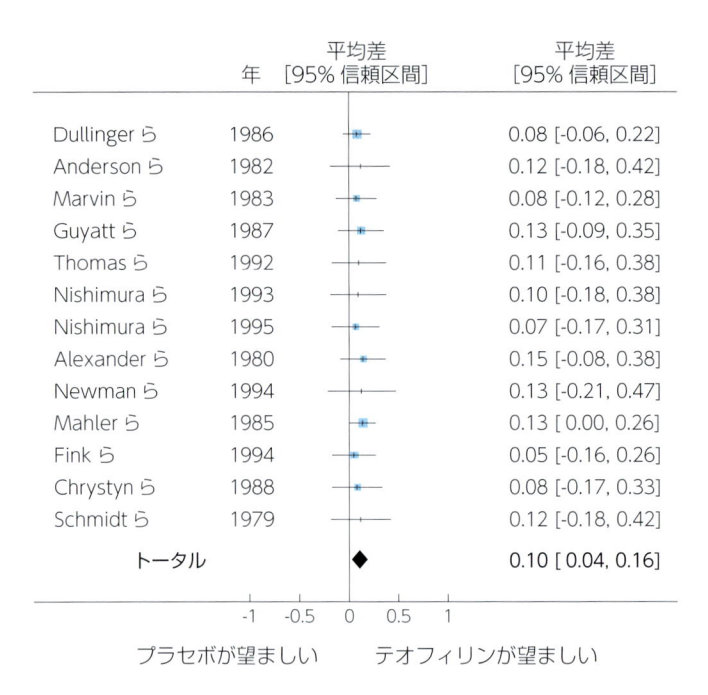

| | 年 | 平均差<br>[95% 信頼区間] | 平均差<br>[95% 信頼区間] |
|---|---|---|---|
| Dullingerら | 1986 | | 0.08 [-0.06, 0.22] |
| Andersonら | 1982 | | 0.12 [-0.18, 0.42] |
| Marvinら | 1983 | | 0.08 [-0.12, 0.28] |
| Guyattら | 1987 | | 0.13 [-0.09, 0.35] |
| Thomasら | 1992 | | 0.11 [-0.16, 0.38] |
| Nishimuraら | 1993 | | 0.10 [-0.18, 0.38] |
| Nishimuraら | 1995 | | 0.07 [-0.17, 0.31] |
| Alexanderら | 1980 | | 0.15 [-0.08, 0.38] |
| Newmanら | 1994 | | 0.13 [-0.21, 0.47] |
| Mahlerら | 1985 | | 0.13 [0.00, 0.26] |
| Finkら | 1994 | | 0.05 [-0.16, 0.26] |
| Chrystynら | 1988 | | 0.08 [-0.17, 0.33] |
| Schmidtら | 1979 | | 0.12 [-0.18, 0.42] |
| トータル | | | 0.10 [0.04, 0.16] |

-1　-0.5　0　0.5　1
プラセボが望ましい　　テオフィリンが望ましい

**図2-6　コクランレビューにおけるCOPDに対するテオフィリンの効果（1秒量）**

〔Ram FS, et al: Oral theophylline for chronic obstructive pulmonary disease. Cochrane Database Syst Rev:CD003902, 2002 より〕

## テオフィリンの使いどころ

『COPD（慢性閉塞性肺疾患）診断と治療のためのガイドライン第4版』[7]では，テオフィリンは少なくともICSよりは使うタイミングは早いものと書かれています。個人的にCOPDでICSを用いることはほとんどありませんし，ICSよりもテオフィリンの処方例が多いと思います。とくに中高年層ではテオフィリン中毒のリスクが低いため，高齢者より処方の閾値を下げています。ただそれでも，全体的にはテオフィリンを処方する例はそこまで多くないのが個人的な診療スタンスです（吸入薬だけでコントロールできることを目指していますので）。

つまり，COPDに対して吸入抗コリン薬・長時間作用性$\beta_2$刺激薬を処方しても症状コントロールがうまくいかない，呼吸機能の改善効果がない，といったケースではICSの前にテオフィリンを試してみるというスタンスにしています。高齢者の場合，そもそも吸入薬のコンプライアンスの維持が難しいため，テオフィリンの早期導入に踏み切らざるを得ないケースもあります。

　テオフィリンを処方する場合，低用量から必ずスタートします。個人差があるのかどうかよく分からないのですが，思わぬ血中濃度増加をきたす患者さんがチラホラいるため，低用量で開始するほうが安全だからです。ちなみに海外の論文の低用量テオフィリンというのは日本の標準量であることが多いです（400〜500 mg/日）。個人的には導入は200 mg/日で開始し，副作用・血中濃度が問題なければ400 mg/日にアップします。

## テオフィリンの注意点

　テオフィリンを処方するときに最も重要なのが，テオフィリンの血中濃度を定期的に測定することです。テオフィリンの血中濃度は8〜12 μg/mLあたりにコントロールすることが望ましいです。嘔気，嘔吐，腹痛，下痢，頻脈といった症状があってテオフィリンの血中濃度が15〜20 μg/mL以上の場合には，第一にテオフィリン中毒を疑いましょう。重症のテオフィリン中毒の場合，痙攣と心室性不整脈によって致命的になることもあります。血中濃度の上昇に注意しなければならないのは，高齢者，フルオロキノロン内服者，肥満の患者さんです。フルオロキノロンのうち，特にシプロフロキサシンとの併用には注意してください。テオフィリンの副作用を高めることが知られています（補正オッズ比1.86, 95%信頼区間1.18〜2.93）[8]。

> ### Message
>
> COPDに対するテオフィリンは，特に高齢者の場合には早期導入に踏み切らざるを得ないことが多い。ただ，テオフィリンの血中濃度に注意が必要である。

## 文献

1) To Y, et al: Targeting phosphoinositide-3-kinase-delta with theophylline reverses corticosteroid insensitivity in chronic obstructive pulmonary disease. Am J Respir Crit Care Med 182:897-904, 2010
2) Ford PA, et al: Treatment effects of low-dose theophylline combined with an inhaled corticosteroid in COPD. Chest 137:1338-1344, 2010
3) Fexer J, et al: The effects of theophylline on hospital admissions and exacerbations in COPD patients: audit data from the Bavarian disease management program. Dtsch Arztebl Int 111:293-300, 2014
4) Molfino NA, et al: A meta-analysis on the efficacy of oral theophylline in patients with stable COPD. Int J Chron Obstruct Pulmon Dis 1:261-266, 2006
5) Wang CH, et al: Meta-analysis of efficacy and safety of oral theophylline in chronic obstructive pulmonary disease. Zhonghua Yi Xue Za Zhi 90:540-546, 2010
6) Ram FS, et al: Oral theophylline for chronic obstructive pulmonary disease. Cochrane Database Syst Rev:CD003902, 2002
7) 日本呼吸器学会COPDガイドライン第4版作成委員会（編）：COPD（慢性閉塞性肺疾患）診断と治療のためのガイドライン．第4版，一般社団法人日本呼吸器学会，2013
8) Antoniou T, et al: Ciprofloxacin-induced theophylline toxicity: a population-based study. Eur J Clin Pharmacol 67:521-526, 2011

---

**Column**

### 4時間以内のコーヒー摂取歴には注意！

　気管支喘息に対するコーヒーの効果は，さかのぼると19世紀のヘンリー・ハイド・サルターの著書『On Asthma : Its Pathology and Treatment』の中に登場します[9]。日本ではあまり知られていませんが，欧米では喘息発作のときにコーヒーを飲むとよいという民間療法が根づいている地域もあります。カフェインは4時間まで気管支拡張作用があることが知られており，呼吸機能検査をする4時間以内にコーヒーを飲んでいないか問診することが重要です[10]。

9) Sakula A: Henry Hyde Salter (1823-71): a biographical sketch. Thorax 40: 887-888, 1985
10) Welsh EJ, et al: Caffeine for asthma. Cochrane Database Syst Rev:CD001112, 2010

# 第3章

# 間質性肺疾患

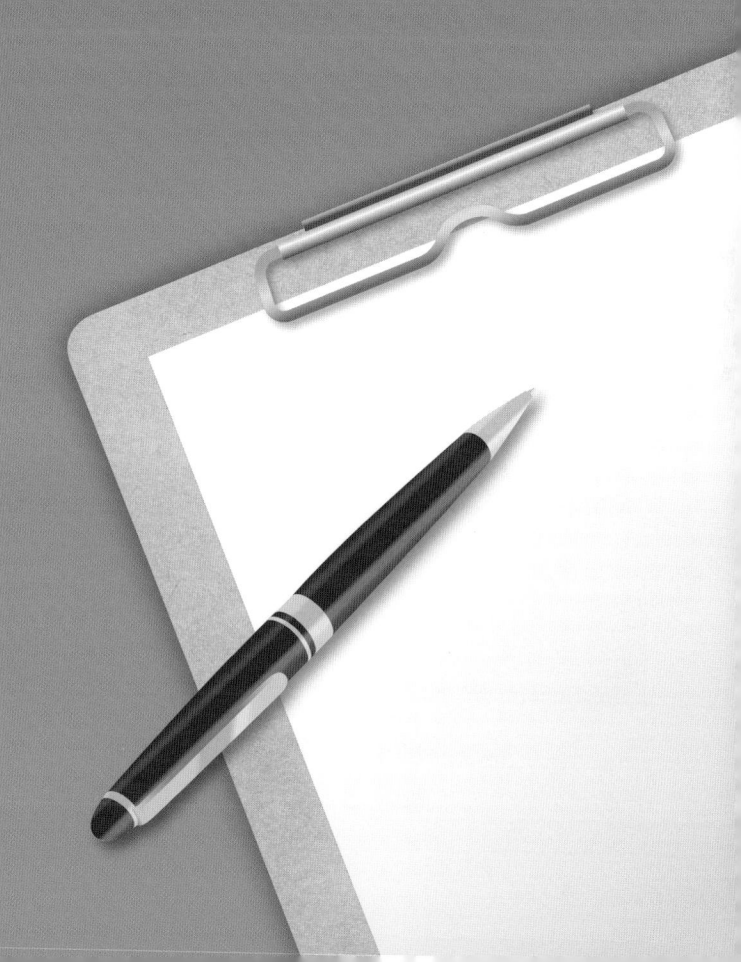

# 1 間質性肺疾患の急性期と慢性期を分けて考える！

2週間続く咳を主訴に来院した47歳女性。救急外来で間質性肺炎疑いということで呼吸器内科に入院しました。胸部HRCT写真を以下に提示します（図3-1）。

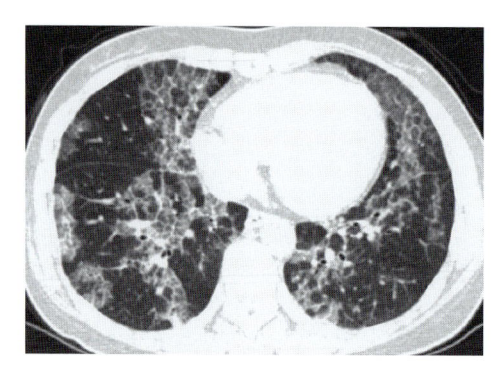

図3-1　胸部HRCT写真

「こういうとき鑑別疾患をどう考えたらいいんですか？　とっかかりがつかめなくて……」

**指導医**「そうだねえ……」

### 分かれ道

**2週間続く咳嗽と両肺のスリガラス影，考えられる間質性肺疾患は？**

**1 間質性肺疾患の急性期と慢性期を分けて考える！**

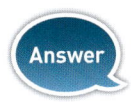

> **Answer** 間質性肺疾患をみた場合，急性期と慢性期を分けて鑑別を挙げる。また，遭遇する頻度が高いものを優先的に調べていく。

「間質性肺疾患」というくくりで呼吸器疾患を捉えると，非常に広範な疾患がその範疇に入ります。星の数ほどとまでは言いませんが，それこそ数えきれないくらいです。間質性肺疾患を目の当たりにしたとき，その全てを鑑別に入れて検査することは不可能です。

呼吸器内科の外来を受診する間質性肺疾患の患者さんの多くは慢性期の病態ですが，なかには早期に治療を開始しなければならない急性の間質性肺疾患も存在します。

### 急性期と慢性期の間質性肺疾患の鑑別

呼吸器症状を主訴に来院した患者さんの胸部レントゲン写真や胸部HRCT写真で両肺野のびまん性スリガラス影が観察されたとき，多くの医師の頭の中には「間質性肺疾患」が鑑別に挙がります。しかし，若手医師にとっては，その膨大な鑑別疾患のうち，どれを検査したらいいのか皆目見当もつかない。覚えておいてほしいのは，画像所見から少なくとも急性期の病態であるか慢性期の病態であるかの類推はできるのです。急いだほうがいいのか，急がなくてもいいのか，その判断に役立ちます。もちろん，バイタルサイン，身体所見，病歴（吸入抗原や職歴など）も極めて重要なのですが，ここでは画像所見から急性期と慢性期を見分けるコツを書いてみましょう。

胸部HRCTや高分解能ではない通常の胸部CTで間質性肺疾患の急性期と慢性期の病態を見分けるポイントは，「**線維化**」と「**スリガラス影**」の2点です。

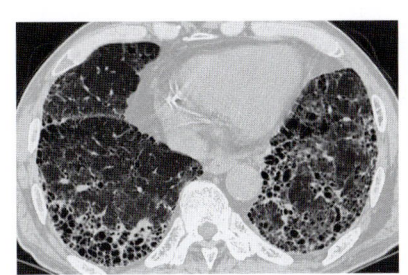

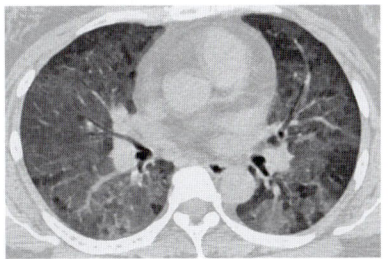

図3-2 線維化とスリガラス影の胸部HRCT画像

線維化とスリガラス影の胸部HRCT写真を提示します（**図3-2**）。みなさんは**どちらが急がなければならない病態か**，分かりますか？　そう，右側です。誰が何と言おうと，圧倒的に右側です。

　左の写真からみていきましょう。これは特発性肺線維症（IPF）の患者さんの胸部HRCT画像です。特に右肺に典型的な蜂巣肺（honeycomb lung）がみられ，聴診器をあてるとパチパチと音がしそうですね（66ページのfine cracklesの話も参考にしてください）。蜂巣肺のように**線維化をきたしている場合には間違いなく慢性期の間質性肺疾患**です。acute on chronic（慢性期の病態に急性期の疾患を合併すること）の可能性もありますが，少なくとも画像所見上は急性期ではありません。一方，右の画像はどうでしょう。この画像には線維化を示唆する陰影は全くなく，スリガラス影が両肺に広がっていますね。コンソリデーションではありません，スリガラス影です（両者の違いは210ページを参照）。このスリガラス影は急がなければなりません。特に，**肺野の構造が保たれた状態でスリガラス影のみがみられる場合は早急な治療をしなければ致死的になることもある**ので注意してください[1]。

　上記をまとめると，ざっくり「線維化＝慢性」「スリガラス影＝急性」と言ってしまってもいいかもしれません。しかし，なかには亜急性の経過の非特異性間質性肺炎（NSIP）のように急性期と慢性期とはっきり区別できない疾患もあるので注意しましょう。また，呼吸器内科的に重要なのが先ほども書いたacute on chronicです。慢性だ慢性だと思っていたらIPFの急性増悪だという怖いこともありますので，注意してください。そのため，この線維化とスリガラス影を用いた鑑別ポイントはあくまでおおまかな判断だと思ってください。

### 鑑別疾患として考えるべきもの

　多種多様な間質性肺疾患の鑑別法は分厚い教科書を読めば分かりますが，呼吸器科医が実臨床で遭遇する急性期・慢性期の間質性肺疾患として**表3-1**に掲げるような間質性疾患を鑑別に入れておく必要があります。教科書には頻度を問わず重要な鑑別疾患がズラリと並んでいると思いますが，実臨床で遭遇する間質性肺疾患はこういった分類のほうがまだ役に立つかもしれません。これまで間質性肺疾患の分類は病因や病態生理によって分類されてきましたが，私たちが必要とするのは急性期・慢性期による分類ではないでしょうか。**表3-1**の鑑別にリンパ脈管筋腫症（LAM）のようにスリガラス影を呈することがまれな疾患や，罹患率の低い疾患（肺胞蛋白症，Langerhans細胞組織球症，一部の特発性間質性肺炎など）は割愛しています。

### 表 3-1 実臨床で経験する間質性肺疾患

|  | 鑑別疾患 |
|---|---|
| 遭遇しやすい急性期の間質性肺疾患 | 市中肺炎，非定型肺炎，免疫不全に伴う感染症（ニューモシスチス肺炎など），特発性間質性肺炎〔特発器質化肺炎（COP）〕，亜急性過敏性肺炎，慢性好酸球性肺炎，心原性肺水腫，がん性リンパ管症 |
| ときに遭遇する急性期の間質性肺疾患 | 免疫不全に伴う感染症（サイトメガロウイルス肺炎など），急性間質性肺炎，急性好酸球性肺炎，閉塞性細気管支炎，びまん性肺胞出血，薬剤性肺障害 |
| 遭遇しやすい慢性期の間質性肺疾患 | 膠原病関連間質性肺疾患，特発性間質性肺炎〔特発性肺線維症（IPF），非特異性間質性肺炎（NSIP）〕，慢性好酸球性肺炎，浸潤性粘液腺がん，薬剤性肺障害 |
| ときに遭遇する慢性期の間質性肺疾患 | びまん性汎細気管支炎，サルコイドーシス，慢性過敏性肺炎 |

　この表を見て，アレッ？と思った方もいるかもしれませんが，市中肺炎も間質性の陰影を呈することがあります。もちろん肺胞性肺炎が最も多いパターンですが，特に非定型肺炎では間質性肺疾患と見間違いそうなスリガラス影になることもあります。また，慢性好酸球性肺炎（CEP）はプライマリケアではあたかも急性〜亜急性の症状を呈することがあるので注意が必要です。

## 急性期の間質性肺疾患

　急性期の間質性肺疾患の場合，精査をすすめつつ抗菌薬を点滴することがあります。しっかりと診断をつけて適切な病原微生物に対して治療するのが感染症診療のセオリーですが，スリガラス影が重篤で知的ゲームをしている猶予がないケースでは精査をすすめつつ抗菌薬を点滴することがあります。それは，抗菌薬の投与を待ったことで患者さんが致命的になることを避けるためです。喀痰のGram染色をはじめとした感染症の検索を行うことは重要です。しかしながら呼吸器内科医にとって不気味に進行する両肺のスリガラス影ほど恐ろしいものはなく，両肺のスリガラス影に対して抗菌薬を点滴せずに精査をすすめることができる勇気のある呼吸器内科医はいないでしょう。患者さんに免疫不全があるかどうかで，想定する病原微生物は異なりますが，初診時に病原微生物を同定するために有用な検査は何かと問われれば，迷わず気管支鏡検査を選びます。

　急性期の間質性肺疾患について，個々の疾患をみてみましょう。慢性好酸球性肺炎は"慢性"と冠してはいるものの，実臨床ではIPFのような慢性の間質性肺疾患とは性

質を異にしています。上述したように，CEPは急性〜亜急性の経過でスリガラス影を主体に発症することがあり，ステロイド治療によって劇的に改善するため，慢性ではなく急性の間質性肺疾患と捉えなければならない場面もあります。急性好酸球性肺炎は典型的には喫煙によって起こるコンソリデーション主体の疾患で，慢性好酸球性肺炎とは疾患概念が全く異なります。非常に重篤です。

特発性器質化肺炎（COP）は慢性の経過をたどることも多いですが，これもやはり典型的には急性〜亜急性の間質性肺疾患と考えてよいと思います。発見されるのが遅いため，結果的に急性エピソードになってしまうことが多いのです。COPはスリガラス影を呈することもありますが，斑状のコンソリデーションが複数の葉に散在します。そのため，市中肺炎として紹介されることが多いです。

心原性肺水腫は，急性期の間質性肺疾患と誤認されることが多いので注意してください。急性冠症候群に伴う肺水腫の場合，呼吸器科にコンサルトした後に循環器科へ再度コンサルトしなければならないこともあり，患者さんにとって時間のロスが不利益になってしまうかもしれません。

## 慢性期の間質性肺疾患

蜂巣肺のように極度に線維化をきたした慢性間質性肺疾患の鑑別診断を急ぐ必要はありません。先ほど「線維化は急がなくていい」と申し上げましたが，その理由は，早期治療によって劇的に予後が改善する疾患は限られているからです。一つ挙げるとすれば，膠原病関連間質性肺疾患は基礎疾患の膠原病の治療によって予後が改善する可能性があります。しかし，いずれの慢性間質性肺疾患も線維化が極度に進行している場合，肺移植でもしない限り内服治療を尽くしても重度の線維化は元に戻りません。

慢性間質性肺疾患のうち最もエビデンスが豊富であるIPFであっても，世界的なステートメントなど[2-4]で指摘されているように治療による予後改善効果は乏しいのが現状です。NSIPや浸潤性粘液腺がんはあまり線維化をきたさずにスリガラス影が主体になることがありますが，基本的には慢性の経過をたどる疾患です。しかし，後者はEGFR遺伝子変異が陽性であればゲフィチニブなどのEGFRチロシンキナーゼ阻害薬が効果を発揮するため，早期に診断をつけたほうがよいでしょう。

### 文献

1) Gulati M: Diagnostic assessment of patients with interstitial lung disease. Prim Care Respir J 20:120-127, 2011

**1** 間質性肺疾患の急性期と慢性期を分けて考える！

> **指導医**「先ほどの患者さん，肺構造とは無秩序に広がる両肺野のスリガラス影がみられるけど，背景には線維化などの慢性肺病変を示唆する所見はみられないね」

> 🧑‍⚕️「ということは，慢性というよりも急性〜亜急性に発症した可能性が高いということですね」

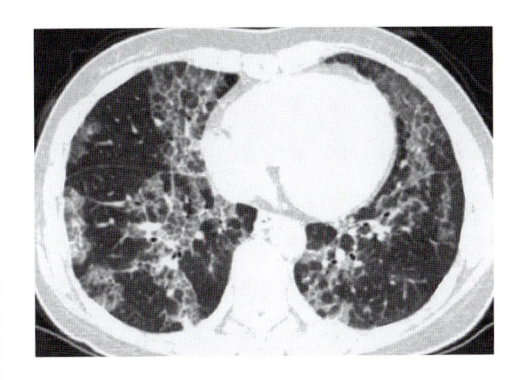

問診と気管支鏡検査の結果，1か月前から使用している漢方薬による慢性好酸球性肺炎と診断されました．軽症であったためステロイドは用いず，漢方薬を中止したところ劇的に陰影が改善しました．

> 🧑‍⚕️「病名は慢性好酸球性肺炎ですけど，このケースでは亜急性なんですね．うーん，難しい」

2) Raghu G, et al: An official ATS/ERS/JRS/ALAT statement: idiopathic pulmonary fibrosis: evidence-based guidelines for diagnosis and management. Am J Respir Crit Care Med 183:788-824, 2011
3) Lynch DA, et al: High-resolution computed tomography in idiopathic pulmonary fibrosis: diagnosis and prognosis. Am J Respir Crit Care Med 172:488-493, 2005
4) King TE Jr, et al: Idiopathic pulmonary fibrosis. Lancet 378: 1949-1961, 2011

# 2 特発性肺線維症の治療は？

62歳男性。近医で慢性の間質性肺疾患を疑われ，紹介されました。様々な精査を行い，最終的に外科的肺生検で特発性肺線維症（IPF）と診断されました。症状はほとんどなく，元気に農業にはげんでいるそうです。

**指導医**「さて，この患者さんは外科的肺生検でIPFと診断できたわけだけど，今後の治療はどうしようか？」

「間質性肺炎＝ステロイドって習ったので，ステロイドです！」

**指導医**「うーん，それはどうかな……？」

「え？　違うんですか？」

## 分かれ道

### IPFの治療は
### ステロイド？　免疫抑制剤？　それとも？

## 2 特発性肺線維症の治療は？

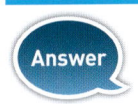

> **Answer**
> 2015年2月現在，最も有効なのはピレスパ®である。
> ステロイドや免疫抑制剤の投与は推奨されていない。

### IPFの治療のエビデンス

　特発性間質性肺炎(IIPs)のうち，最も難治性で予後が悪いものは急性間質性肺炎(AIP)です。ただ，AIPは頻度がそこまで多くなく，どの治療が有効かなと考えている時間的猶予はありません。呼吸器内科で遭遇する頻度が高く，難治性で予後が悪いIIPsの代表的疾患はIPFです。IPFは長らく治療法がありませんでした。そのため，抗炎症作用を期待してステロイドが使用され，自己免疫を抑制するために免疫抑制剤が使用されました。しかしながら，そのいずれも生命予後を改善する効果は認められませんでした。むしろ，免疫抑制剤とステロイドを組み合わせることで死亡率が高くなり，下気道感染症の頻度も増加させることが分かっています[1,2]。ここからは個人的な意見ですが，線維化が進行してしまったボロボロの肺に対してステロイドや免疫抑制剤が効果を発揮することはまずないと考えてよいと思います。COPDの肺胞と同じように，線維化が元に戻るとは到底思えないからです。そのため，IPFやfNSIPといった線維化が強い慢性間質性肺疾患に対してステロイドが劇的に病状を改善することはないと考えています。

　現在発売されている薬剤のうち，IPFに対して最も効果が高いものがピルフェニドン(ピレスパ®)です。ピルフェニドンは，IPFに対して世界で初めて承認を取得した抗線維化剤です。もともと抗炎症薬として開発されましたが，実験の過程で線維化を抑制する効果があることが発見されたのです。そのピレスパ®の有効性を証明した臨床試験としてCAPACITY試験が有名です(004試験と006試験の複合報告)。これによれば，004試験ではピレスパによる有意な努力性肺活量(FVC)の改善効果がみられ(p=0.001)，006試験では，治療開始72週時のFVCの変化率に両群で差がありませんでした(p=0.501)。ただし，006試験では治療開始48週まではピレスパ®による努力性肺活量(FVC)低下の抑制効果が観察されました(p=0.005)(**図3-3**)[3]。

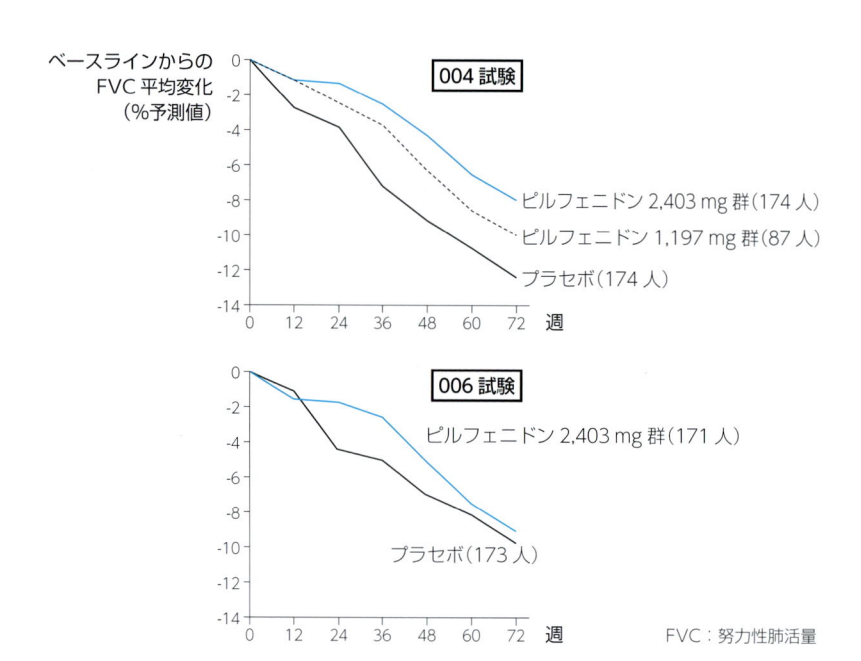

図 3-3 CAPACITY 試験：IPF に対するピルフェニドンの効果

〔Noble PW, et al: Pirfenidone in patients with idiopathic pulmonary fibrosis (CAPACITY): two randomised trials. Lancet 377:1760-1769, 2011 より〕

　CAPACITY 試験に次いで知っておきたいのが，ASCEND 試験です。ピレスパ® とプラセボを比較したランダム化比較試験において，努力性肺活量の低下した患者や死亡した患者の割合が 47.9％ 相対的に減少したという結果が得られました。CAPACITY 試験を含めてプール解析を行うと，総死亡と IPF による死亡について，ピレスパ® のほうが良好であることも明らかになりました[4]。

　一つの臨床試験で IPF の全生存期間を延長した！というインパクトのある報告はまだないのが残念ですが，現状ではこのピレスパ® が IPF に対して最も有効であることは確かです。ただ，IPF の進行をいくぶんか食い止めることができる程度のパワーしかなく，実臨床で IPF がゆっくりと進行していくのを歯がゆい思いで診続けなければならないのは何年も前から変わっていません。

## ピレスパ® を処方するときの注意点

　ピレスパ® は副作用が多いので注意が必要です。特に，消化器症状（悪心，消化不良，下痢，食欲不振），神経症状（めまい，疲労），皮膚症状（光線過敏症，皮疹）が多

いです[5]。皮膚症状については皮膚がんの発症の可能性もあるため患者さんにこの点は説明しておいたほうがよいでしょう。ピレスパ®による光線過敏症については，PA値+++，SPF値50+のものを使うことが望ましいと考えられます。また肝機能障害も多く，肝疾患のある患者には慎重に投与しなければなりません[6]。1日用量は1,800 mgまで増量しますが，初期は1日600 mgなどの低用量から開始したほうがよいとされています。空腹時に内服すると副作用が増強すると言われているため，必ず食後に服用するようすすめましょう[7]。ピレスパ®は1,800 mg/日の使用で1か月の薬価が20万円近くになるため，IPFの難病対策事業における医療費助成を受けていないと導入が難しい現状があります。しかしこの助成を受けるためには，2015年2月時点では重症度がIIIあるいはIV(**表3-2**)でないといけません。すなわち，現実的に裕福な患者さんか，重症のIPFの患者さんしか長期に使用できないというデメリットがあるのです。もちろん，高額療養費制度の使用により，自己負担額の軽減は可能です(上位所得者でも最終的には限度額は8万円程度に)。

### 表3-2 IPFの重症度分類判定表

| 重症度分類 | 安静時動脈血酸素分圧(PaO₂) | 6分間歩行時SpO₂ |
| --- | --- | --- |
| I | 80 Torr以上 | — |
| II | 70 Torr以上80 Torr未満 | 90%未満の場合はIIIにする |
| III | 60 Torr以上70 Torr未満 | 90%未満の場合はIVにする(危険な場合は測定不要) |
| IV | 60 Torr未満 | 測定不要 |

### 新しい治療薬

　2014年10月に日本ベーリンガーインゲルハイム社はIPFの新規治療薬であるニンテダニブの承認申請を行いました。ニンテダニブは血管内皮増殖因子受容体(VEGFR)，線維芽細胞増殖因子受容体(FGFR)，血小板由来増殖因子受容体(PDGFR)を標的とするトリプルキナーゼ阻害薬です。この薬剤もIPFの患者さんの努力性肺活量の年間低下率を抑制することがわかっています[8,9]。

## Message

IPF に対して最もエビデンスのある薬剤はピレスパ®だが，長期使用できる患者さんは限られており，またその生存的利益もインパクトのあるものではない。

文献

1) Idiopathic Pulmonary Fibrosis Clinical Research Network, et al: Prednisone, azathioprine, and N-acetylcysteine for pulmonary fibrosis. N Engl J Med 366:1968-1977, 2012
2) Atkins CP, et al: Outcomes in idiopathic pulmonary fibrosis: a meta-analysis from placebo controlled trials. Respir Med 108:376-387, 2014
3) Noble PW, et al: Pirfenidone in patients with idiopathic pulmonary fibrosis (CAPACITY): two randomised trials. Lancet 377:1760-1769, 2011
4) King TE Jr, et al: A phase 3 trial of pirfenidone in patients with idiopathic pulmonary fibrosis. N Engl J Med 370:2083-2092, 2014
5) Jiang C, et al: Adverse events of pirfenidone for the treatment of pulmonary fibrosis: a meta-analysis of randomized controlled trials. PLoS One 7:e47024, 2012
6) Valeyre D, et al: Comprehensive assessment of the long-term safety of pirfenidone in patients with idiopathic pulmonary fibrosis. Respirology 19:740-747, 2014
7) Costabel U, et al: Pirfenidone in idiopathic pulmonary fibrosis: expert panel discussion on the management of drug-related adverse events. Adv Ther 31:375-391, 2014
8) Richeldi L, et al: Efficacy of a tyrosine kinase inhibitor in idiopathic pulmonary fibrosis. N Engl J Med 365:1079-1087, 2011
9) Richeldi L, et al: Efficacy and safety of nintedanib in idiopathic pulmonary fibrosis. N Engl J Med 370:2071-2082, 2014

# 3 CTで間質性肺炎像アリと言われたら？

66歳女性。両肺の陰影と息切れを指摘され，来院。

🧑‍⚕️「放射線科は胸部HRCTで"**間質性肺炎像アリ**"とレポートを書いてくれているようです」

**指導医**「そうだね，じゃあ実際に写真を見てみよう（**図3-4**）」

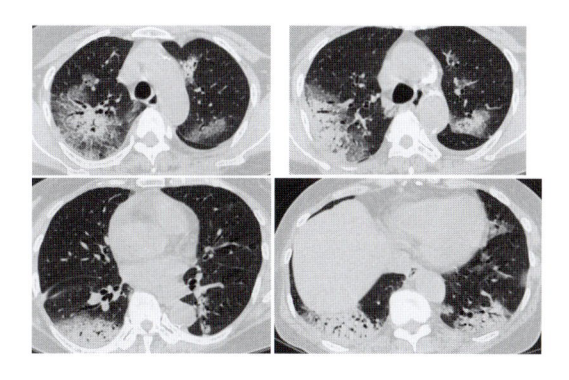

図3-4 胸部HRCT画像

🧑‍⚕️「うーん，おっしゃるように間質性肺炎像，ってことでいい気がしますが……」

**指導医**「そうだね，でも，間質性肺炎像っていう言葉は本質を捉えていないと思うよ」

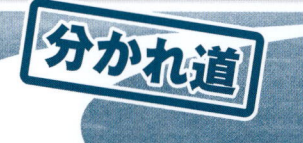

## 分かれ道

**間質性肺炎像アリと指摘された胸部HRCT画像。その本質とは？**

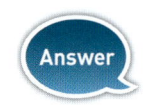

**Answer** この画像は，間質性肺疾患であれば，OPパターン，EPパターンと考えられる。その他にも多数鑑別が挙がる。間質性肺疾患の原因は多岐にわたる。

### 間質性肺炎像という言葉

　胸部HRCTの読影において，**間質性肺炎像という言葉はない**と思ってください。というのも，間質性肺炎という言葉は的を射ていないからです。さて，どういうことでしょう？

　たとえば黄色ブドウ球菌の感染性心内膜炎の患者さんがいたとします。この患者さんのことをプレゼンするときに「診断は感染症です」と言う人はいませんよね。感染症の中でも感染性心内膜炎という病名まではっきりと言うべきです。実は呼吸器の世界も同じで，間質性肺炎というのは大きな一くくりのカテゴリーに過ぎません。そのため，間質性肺炎のうち何を疑っているのかを明記すべきです。そのため，〝間質性肺炎像アリ〟というのはちょっとイケてないレポートかもしれません。

　具体的にどういう間質性肺疾患を考えるべきかといえば，今回の症例の胸部HRCT画像からは**特発性器質化肺炎（COP），慢性好酸球性肺炎（CEP），びまん性肺胞出血**あたりが鑑別に入ってくると思われます。**薬剤性肺障害，膠原病関連間質性肺疾患，悪性腫瘍**は様々な像を呈することがあるため，疑わしい薬剤や膠原病の症状・既往歴がないかどうかは重要な手がかりになります。その他にも，common diseases are commonということで多葉にわたる細菌性肺炎の可能性もあります。

　さて，COPとCEPは陰影の性質が類似しているので，呼吸器内科医は**OP/EPパターン**という言葉を使うくらいセットで覚える所見になっています。一緒にするなバカモン！とプロからお叱りを受けるかもしれませんが，ここでOP/EPパターンについて知っておきましょう。

　**OPパターン**[1-5]（**図3-5**）：COPでみられる所見を総合してこう呼びます。ただし，「OPパターン」という正式な用語はなく，私のように慣習的に使っている医師もいるのだ，程度に考えてください。これは簡単に言えば「斑状の陰影が複数散在している」所見のことです。斑状の陰影は胸膜下や気管支血管周囲優位に多発性に分布します。陰影が移動することもあります。

　**EPパターン**[6]（**図3-6**）：CEPの際によくみられる所見を総合してこう呼びます。

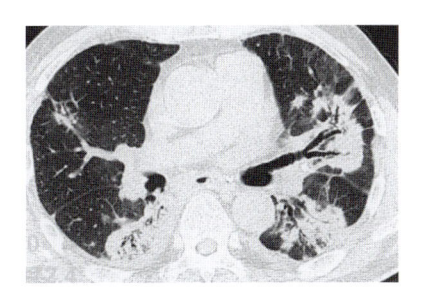

図 3-5　OP パターン

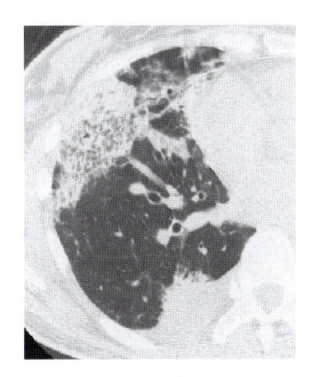

図 3-6　EP パターン

　これも正式な用語ではなく，慣習的な用語です．陰影は多発性の斑状スリガラス影が主体です．中間層気管支に直交する帯状影として観察されることも多い．**negative photographic pulmonary edema sign**※がみられることもあります．OP となかなか区別がつかないことがありますが，気管支鏡検査で好酸球が著増した気管支肺胞洗浄液（BALF）所見が得られる点で鑑別は比較的容易です．

　私たち呼吸器内科医からみても，OP パターンと EP パターンを完全に区別することはできません．そして，今回の症例にも OP/EP パターン．そのため，画像上は COP や CEP を鑑別疾患に入れる必要があるわけです．間質性肺炎と聞いてパッと思い浮かぶアルファベットだらけの特発性間質性肺炎（**表 3-3**）[7]．これらの疾患の中では，COP 以外は今回の画像所見には当てはまりません．なんでもかんでも間質性肺炎像と呼ぶのはやめて，きちんと病名で鑑別を挙げられるクセをつけましょう．

### 表 3-3 改訂 ATS/ERS 特発性間質性肺炎(IIPs)分類(多面的診断)

**主な特発性間質性肺炎**

・慢性線維性間質性肺炎
　特発性肺線維症：Idiopathic pulmonary fibrosis(IPF)
　特発性非特異性間質性肺炎：Idiopathic nonspecific interstitial pneumonia(NSIP)

・喫煙関連間質性肺炎
　呼吸細気管支炎を伴う間質性肺疾患：Respiratory bronchiolitis-interstitial lung disease(RB-ILD)
　剥離性間質性肺炎：Desquamative interstitial pneumonia (DIP)

・急性／亜急性間質性肺炎
　特発性器質化肺炎：Cryptogenic organizing pneumonia(COP)
　急性間質性肺炎：Acute interstitial pneumonia (AIP)

**稀少特発性間質性肺炎**

　特発性リンパ球性間質性肺炎：Idiopathic lymphoid interstitial pneumonia(LIP)
　Idiopathic pleuroparenchymal fibroelastosis(PPFE)

**分類不能型特発性間質性肺炎**

〔Travis WD, et al: An official American Thoracic Society/European Respiratory Society statement: Update of the international multidisciplinary classification of the idiopathic interstitial pneumonias. Am J Respir Crit Care Med 188: 733-748, 2013 より〕

*negative photographic pulmonary edema sign：CEPのスリガラス影が，肺水腫のように肺門部中心ではなく肺末梢胸膜直下を中心にみられることから名づけられた所見(肺水腫と逆の分布になるため)。EPパターンの特徴の一つとして知られている。

> **Message**
>
> 間質性肺炎像アリ，ではなく具体的にどの間質性肺疾患を疑っているのか意識しておく。OP/EP パターンを覚える。

> 「例の患者さん，経気管支肺生検をしたら，病理の先生から『organizing pneumonia』という診断をいただきました」
>
> **指導医**「二次性の OP ということもあるので，原因がないか徹底的に調べる必要があるね。もし COP なら，ステロイドの治療を導入すればすみやかに改善すると思うよ」

#### 文献

1) Müller NL, et al: Bronchiolitis obliterans organizing pneumonia: CT features in 14 patients. AJR Am J Roentgenol 154:983-987, 1990
2) Costabel U, et al: Bronchiolitis obliterans organizing pneumonia (BOOP): the cytological and immunocytological profile of bronchoalveolar lavage. Eur Respir J 5:791-797, 1992
3) Ujita M, et al: Organizing pneumonia: perilobular pattern at thin-section CT. Radiology 232:757-761, 2004
4) Lee JW, et al: Cryptogenic organizing pneumonia: serial high-resolution CT findings in 22 patients. AJR Am J Roentgenol 195:916-922, 2010
5) Roberton BJ, et al: Organizing pneumonia: a kaleidoscope of concepts and morphologies. Eur Radiol 21:2244-2254, 2011
6) Jeong YJ, et al: Eosinophilic lung diseases: a clinical, radiologic, and pathologic overview. Radiographics 27:617-637, 2007
7) Travis WD, et al: An official American Thoracic Society/European Respiratory Society statement: Update of the international multidisciplinary classification of the idiopathic interstitial pneumonias. Am J Respir Crit Care Med 188: 733-748, 2013

# 4 特発性肺線維症の急性増悪に対してステロイドパルスを投与するべきか？

61歳男性。もともと特発性肺線維症（IPF）として通院しています。感冒のため自宅で療養していたところ，家族がぐったりしているため連れてきました。精査の結果，IPFの急性増悪と考えられました。感染症の可能性もありましたが，精査の範囲では病原微生物は同定できませんでした。鼻カニューレ 4 L/分で酸素化は維持できているようです。

👨‍⚕️「胸部HRCT画像ではびまん性のスリガラス影がみられています。IPFの急性増悪に対して治療が必要だと思います」

指導医「どういった治療をしようか？」

👨‍⚕️「もちろん，ステロイドパルス療法です！」

指導医「ふむ」

👨‍⚕️「でも先生，IPFの急性増悪は全例ステロイドパルス療法を行うべきなのでしょうか？」

## 分かれ道

### IPFの急性増悪時には全例ステロイドパルス療法を行うべきか？

# 4 特発性肺線維症の急性増悪に対してステロイドパルスを投与するべきか？

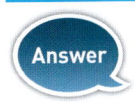

> **Answer** ステロイドパルス療法にエビデンスはないが，世界中で行われているのが現状である。

## ステロイドパルス療法とは

海外ではあまり"ステロイドパルス"という言葉は使用されません。"high dose corticosteroids"などの表現を用いることが多いです。このステロイドパルス療法というのは，日本の場合慣例的に

| メチルプレドニゾロン（ソル・メドロール®）　1,000 mg　1日1回点滴　3日間 |

という投与法のことを表します。1日量を500 mgに減じたものを"ミニパルス"なんて呼んでいる病院もあります。ちなみに海外ではメチルプレドニゾロンは1日あたり2gという高用量を投与することもあります。

## IPFの急性増悪

特発性間質性肺炎（IIPs）やその他の間質性肺疾患では，感冒などをきっかけにして突然急性増悪を発症することがあります。前項で「間質性肺炎」という病名はないと言ったばかりですが，呼吸器内科では"間質性肺炎の急性増悪"という言葉が慣習的に使用されています。間質性肺炎の中でも急性増悪を起こすと致死的とされるのが，IPFの急性増悪です。

IPFの急性増悪はIPFの患者さんの5～10%に起こるとされており，病理組織ではびまん性肺胞傷害（DAD）パターンという呼吸器内科医にとって最も恐ろしい病理像を呈します[1,2]。急性呼吸促迫症候群（ARDS）や急性間質性肺炎（AIP）でも病理学的にDADを呈することが知られており，その致死率は70%以上と脅威です。

世界的に広く認知されているIPFの急性増悪は，Collardらの定義により**表3-4**の①～⑤を満たすものとされています。

### 表 3-4 IPF の急性増悪の診断基準 (IPF Clinical Research Network)

① IPF の過去もしくは同時の診断（これまでに ATS/ERS コンセンサス基準を満たす診断が確立していない場合は，現評価で画像もしくは病理所見で UIP に合致すればよい）
② 30 日以内の他では説明のつかない呼吸困難の出現もしくは増悪
③ HRCT 上両側に新たなスリガラス影もしくはコンソリデーションが，背景の UIP に合致する網状影もしくは蜂巣肺とともに認められる（過去の CT がない場合は新たな陰影かどうかの判断はつかなくてよい）
④ 気管内吸引もしくは BAL によって肺感染の証拠がない（一般細菌，日和見感染源，一般的なウイルスの評価を含むこと）
⑤ 他の原因（左心不全，肺塞栓，急性肺傷害の同定可能な原因）を除外（同定可能な急性肺傷害の原因として敗血症，誤嚥，外傷，再開通性肺水腫，肺挫傷，脂肪塞栓，吸入による障害，人工心肺，薬剤性障害，急性膵炎，輸血，幹細胞移植を含む）

〔Collard HR, et al: Acute exacerbations of idiopathic pulmonary fibrosis. Am J Respir Crit Care Med 176:636-643, 2007 より〕

　それぞれの IIPs に全てこうした診断基準があるわけではありませんが，あくまでこうした変化を参考にして臨床医が急性増悪かどうか判断しているのが現状です。
　IPF の急性増悪に対して，ステロイドパルス療法，免疫抑制剤などが使用されていますが，有効な治療法としては確立されておらず，**現時点で確実に予後を改善させる治療はありません**[2,3]。IPF に対するステロイド治療が推奨されていないのは前述のとおり（→ 136 ページ）です。ステートメントでは「weak recommendation, very low-quality evidence」というあやふやな位置づけにとどまっています[4]。ランダム化比較試験もなく，世界中の臨床医がなんとなく使っているステロイドパルス療法。果たしてこのままでよいのかという疑問の声があがっており[5]，近い将来このヤキモキした状態にも結論が出るかもしれません。

### IPF の安定期にはステロイドを用いるべきではない

　IPF に限らず，長期にステロイドを間質性肺疾患に用いることはできるだけ避ける必要があります。難治性の特発性器質化肺炎（COP）や，膠原病関連の間質性肺疾患では長期に投与しなければならないこともありますが，漫然とステロイドを長期投与することは避けなければなりません。
　恐ろしいのは，ステロイドによって慢性的に呼吸器感染症にかかりやすい状態に陥り，日和見感染症を起こして間質性肺炎が急性増悪することです。私は過去にそうした経験をしており，これだけは呼吸器内科医として許されないと思っています。ステロイドが明らかに劇的に病態を改善させると分かっているのならば使用すべきですが，推奨もされておらず漫然と長期使用した挙句に日和見感染症から急性増悪を起こ

してしまえば，それを医原性と言われても仕方がないと思います。

## 人工呼吸器を装着すべきか

IPFの急性増悪の場合，人工呼吸管理をされた患者さんの9割近くが死亡するというデータがあります[6,7]。通常ICUで人工呼吸管理を要する患者さんよりもはるかに高い死亡率です。こういったデータをもって挿管しないという選択肢はないと思いますが，人工呼吸器の装着に踏み切る前に本人・家族・医療従事者同士のディスカッションが可能であれば，そうすべきかと思います。

> Message
>
> IPFに対するステロイドパルス療法にエビデンスはないが世界的に使用されている治療法である。

#### 文献

1) Azuma A, et al: Double-blind, placebo-controlled trial of pirfenidone in patients with idiopathic pulmonary fibrosis. Am J Respir Crit Care Med 171:1040-1047, 2005
2) Collard HR, et al: Acute exacerbations of idiopathic pulmonary fibrosis. Am J Respir Crit Care Med 176:636-643, 2007
3) Hyzy R, et al: Acute exacerbation of idiopathic pulmonary fibrosis. Chest 132:1652-1658, 2007
4) Travis WD, et al: An official American Thoracic Society/European Respiratory Society statement: Update of the international multidisciplinary classification of the idiopathic interstitial pneumonias. Am J Respir Crit Care Med 188: 733-748, 2013
5) Papiris SA, et al: Steroids in idiopathic pulmonary fibrosis acute exacerbation: defenders or killers? Am J Respir Crit Care Med 185:587-588, 2012
6) Stern JB, et al: Prognosis of patients with advanced idiopathic pulmonary fibrosis requiring mechanical ventilation for acute respiratory failure. Chest 120:213-219, 2001
7) Mallick S: Outcome of patients with idiopathic pulmonary fibrosis (IPF) ventilated in intensive care unit. Respir Med 102:1355-1359, 2008

# 5 呼吸器内科でステロイドパルスを用いるタイミングは？

「スリガラス影で入院になった患者さんが2人います」

48歳男性。既往歴に痛風があります。自宅でテレビを見ていたところ，息がしんどくなってきたとのことで来院。**胸部HRCTで両肺のびまん性スリガラス影を指摘**されました。来院時SpO$_2$は66%で，挿管・人工呼吸管理になりました。気管支肺胞洗浄を行い，感染症を否定しました。

71歳女性。既往歴にCOPDがあります。ここ2週間風邪症状があり，昨晩38℃の発熱がありSpO$_2$が86%になったとのことで入院。**胸部HRCTで両肺のびまん性スリガラス影を指摘**されました。鼻カニューレ2L/分の酸素投与でSpO$_2$は92%です。

「カンファレンスでは，前者はステロイドパルスが必要，後者はステロイドパルスが不要という結論になりました」

**指導医**「まあそういう意見が多いかもしれないね」

「呼吸不全を呈するスリガラス影でステロイドパルス療法を投与するとしても，どういうときに踏み切ればよいのか，迷います」

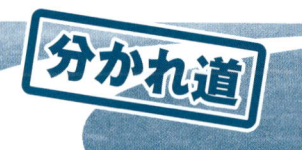

## 分かれ道

### 呼吸器内科におけるステロイドパルス療法のタイミングは？

# 5 呼吸器内科でステロイドパルスを用いるタイミングは？

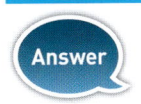

**Answer エビデンスがないので経験則に基づいているのが現状である。**

さて，呼吸器内科では進行性の両肺のスリガラス影に対してステロイドパルス療法を用いることがしばしばあります。とりわけ，急速に進行して集中治療管理になるケースではその頻度は増えます。しかしながら，ステロイドパルス療法にはほとんどエビデンスはなく，ステロイドが効果を発揮するであろう呼吸不全を広くカバーしているに過ぎません。

## 急性呼吸促迫症候群（ARDS）に対するステロイドパルス療法

症例の1例目は原因が全く分からなければ急性間質性肺炎（AIP）という診断になるかもしれませんが，何かしら原因があるARDSと考えた場合，ステロイドパルス療法は効果的と言えるでしょうか？

急性期のARDS，コントロールされていない感染症を持つ患者，呼吸器感染症を合併した患者にはステロイドパルス療法は否定的とされています。しかし，ARDSを発症してからある程度の時間を経た，線維芽細胞増殖期におけるステロイドに関しては有効と考える専門家もまだまだ多いです。現時点で種々の文献[1-9]から言えることは，以下の結論です。

- 一部のメタアナリシスでは死亡率の減少効果も報告されているが，その他のメタアナリシスでは統計学的に有意な減少効果は認められていない
- 複数のメタアナリシスでは，ARDSに対するステロイドはガス交換，人工呼吸器装着期間，ICU在室期間を減少させると報告されている
- 一部のメタアナリシスでは，ARDSに対するステロイドをルーチンには推奨していない
- 発症早期（72時間以内）のARDSに対するステロイドは確実に死亡率を減少させるほどのインパクトはなく，投与自体には疑問がある
- 発症から14日を超えたARDSにステロイドを導入しないほうがよい
- ARDSにステロイドを使うなら発症7～13日の時期に開始するとよさそうだが，死亡率を確実に減少させるというエビデンスは乏しい

上記のような現状のため，個人的にはあまりARDSに対するステロイドには期待しておりませんし，ルーチンで投与すべきものではないと考えています。

## AIPに対するステロイドパルス療法

原因が全く分からない特発性のARDS様の疾患をAIPと考えて治療しますが，ARDS同様極めて予後不良です。AIPに対してもステロイドパルス療法の投与がよく議論の俎上に上がります[10]。

AIPに対するステロイド治療のエビデンスはほとんどなく，最も大規模なものでも29人の研究しかありません[11]。これによれば，ステロイド治療群では45%が生存し，ステロイド治療を行わなかった群では33%が生存したという結果でした。その他にも，AIPのケースシリーズが複数あります[12,13]。これらのケースシリーズでは，ステロイドの投与によって高い生存率が得られたと報告されています。しかしAIPの診断そのものが不透明であり，ARDSほど臨床試験は多くない現状と併せると，ステロイドパルス療法が本当に有効なのかどうか全く分かっていないのが現状です。

また，AIPは感染症を除外することが診断の必須条件（原因が不明の特発性であるという定義のため）なのですが，死に向かって一直線で進行するスリガラス影を前にして，世界中のほとんどの呼吸器内科医はブロードスペクトラムの抗菌薬を使用しています。私とてそれは例外ではありません。感染症科医から反論が出そうですが……。

## IPFの急性増悪に対するステロイドパルス療法

137ページにも記載したように，現時点では明確なエビデンスはありません。

## その他の疾患に対するステロイドパルス療法

進行性のスリガラス影があるからとりあえずステロイドパルス療法を導入しようという場合が多く，臨床で遭遇する呼吸器内科のステロイドパルス療法のほとんどがこのパターンです。原因が分からない，かといって調べることもできない。そういった場合に感染症を否定してから，ステロイドパルス療法を導入することが多いです。これにはエビデンスは全くなく，呼吸器内科で「効果的である」と語り継がれてきた歴史があるためです。ステロイドは肺の急性炎症を軽減する効果は確かにあります。ただ，それが患者さんのアウトカムを底上げすることができるものかどうかは誰にも分かっていません。

ステロイドに効果がある疾患を基礎に有している場合，ステロイドパルス療法が妥当と考えられます。たとえば，COPDがベースにある患者さんで原因不明の進行す

るスリガラス影がある場合，感染症を否定してからステロイドパルス療法を導入することがあります。通常のCOPD急性増悪においても，ステロイドは追加治療を要する入院や治療失敗を減少させる効果があるとされています[14]。ただ，GOLDで推奨されている使用量(1日あたり経口プレドニゾロン40 mgを5日間)でもよいかもしれません[15]。スリガラス影を呈するCOPD急性増悪に対して，ステロイドパルス療法などの高用量のステロイドが必要かどうかは誰にも分かりません。

　ステロイドが効果的な呼吸器疾患の代表格，特発性器質化肺炎(COP)はどうでしょう？　COPは亜急性に発症する特発性間質性肺炎の一種で，ステロイドが劇的に効果を発揮する疾患です。これが呼吸不全を呈してARDS様になる疾患のことを**AFOP(acute fibrinous and organizing pneumonia)**といいます[16]。画像所見で特徴的なものはないのですが，通常のCOPでみられるパターン(OPパターン)よりも派手な陰影になることが多いです(図3-7)。病理学的に器質化した肺胞腔内にARDSでみられるフィブリンが塊状に観察されるため(fibrin balls)，AFOPは臨床的にはARDSとCOPを足して2で割ったような疾患になると言われています(ややARDS寄りですが)。とはいっても，AFOPはCOPのように原因がない特発性と断言できるわけではなく，薬剤[16]，移植後[17,18]，自己免疫性疾患[16,19]，感染症[16,20]など様々なトリガーが報告されています。AFOPの治療についてまとまった報告はありませんが，多くがステロイドで治療されており[21〜23]，日本ではほとんどにステロイドパルス療法が行われているでしょう。なお，2014年10月の現時点では，AFOPは特発性間質性肺炎の分類には加わっていませんが，将来的には独立した疾患になる可能性があります。AFOPは通常のCOPよりも再発率が高く，COPとは分けて考えたほうがよいかもしれません[24]。

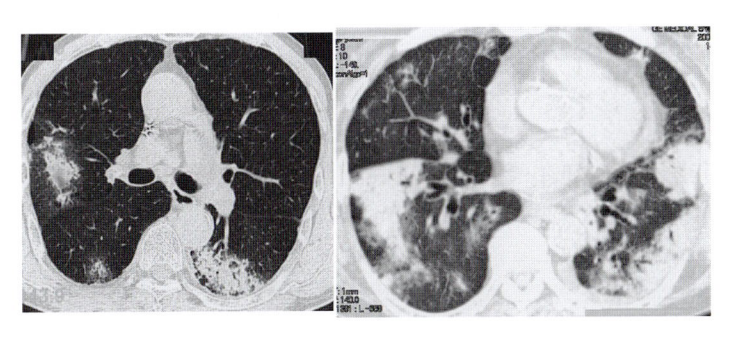

図3-7　COP(左)とAFOP(右)

　非特異性間質性肺炎(NSIP)もステロイドが効果的とされています。これが急性増

悪を起こした場合，ステロイドパルス療法が有効という報告があります[25]。ただし，膠原病を背景に有する NSIP が急性増悪を起こした場合は予後が不良とされています。

### まとめ

　原因がよく分からない進行性の呼吸器疾患に遭遇した場合，呼吸器内科医の多くは**「低酸素血症のスピードの速さ」**と**「スリガラス影の不気味さ」**の両方がそろったときにステロイドパルス療法の導入に踏み切ります。時間的猶予がなく，「待てない」と判断したときです。そのため冒頭の症例の前者のように基礎疾患がないのに急激に呼吸不全に陥るようなケースでは多くの呼吸器内科医はステロイドパルス療法を導入したくなります。一方で，後者のように鼻カニューレで $SpO_2$ が維持できているような患者さんではステロイドパルス療法を行うことは多くありません。たとえば基礎疾患がないのに図 3-8 のような症状を呈する患者さんではステロイドパルス療法を導入したいと思う呼吸器内科医が多いでしょう。これが数日で発症したものならば，「待てない」という呼吸器内科医の思いが，ステロイドパルス療法という奥の手に頼りたくなってしまうのかもしれません。

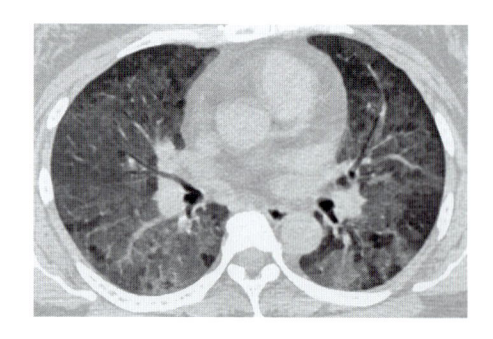

**図 3-8　びまん性スリガラス影**

　もちろんこの"経験的ステロイドパルス療法"にエビデンスはありません。もしかすると，「昔はなんという治療をしていたんだ」と将来回顧されることもあるかもしれません。また，現時点でも指導医によってはステロイドパルス療法を導入する人としない人に分かれるケースもあるでしょう。若手医師はベテランドクターの経験をどこまで信頼してよいか迷うと思いますが，呼吸器内科のこうした現状も知っていただければと思います。

## Message

ステロイドパルス療法は，急速に進行する低酸素血症とスリガラス影に対して導入することが多いが，経験に基づいた治療法でありエビデンスはほとんどない。

### 文献

1) Peter JV, et al: Corticosteroids in the prevention and treatment of acute respiratory distress syndrome (ARDS) in adults: meta-analysis. BMJ 336:1006-1009, 2008
2) Tang BM, et al: Use of corticosteroids in acute lung injury and acute respiratory distress syndrome: a systematic review and meta-analysis. Crit Care Med 37:1594-1603, 2009
3) Meduri GU, et al: Steroid treatment in ARDS: a critical appraisal of the ARDS network trial and the recent literature. Intensive Care Med 34:61-69, 2008
4) Agarwal R, et al: Do glucocorticoids decrease mortality in acute respiratory distress syndrome? a meta-analysis. Respirology 12:585-590, 2007
5) Ruan SY, et al: Exploring the heterogeneity of effects of corticosteroids on acute respiratory distress syndrome: a systematic review and meta-analysis. Crit Care 18:R63, 2014
6) Steinberg KP, et al: Efficacy and safety of corticosteroids for persistent acute respiratory distress syndrome. N Engl J Med 354:1671-1684, 2006
7) Bernard GR, et al: High-dose corticosteroids in patients with the adult respiratory distress syndrome. N Engl J Med 317:1565-1570, 1987
8) Meduri GU, et al: Effect of prolonged methylprednisolone therapy in unresolving acute respiratory distress syndrome: a randomized controlled trial. JAMA 280:159-165, 1998
9) Meduri GU, et al: Methylprednisolone infusion in early severe ARDS: results of a randomized controlled trial. Chest 131:954-963, 2007
10) Vourlekis JS: Acute interstitial pneumonia. Clin Chest Med 25:739-747, 2004
11) Olson J, et al: Hamman-Rich syndrome revisited. Mayo Clin Proc 65:1538-1548, 1990
12) Suh GY, et al: Early intervention can improve clinical outcome of acute interstitial pneumonia. Chest 129:753-761, 2006
13) Quefatieh A, et al: Low hospital mortality in patients with acute interstitial pneumonia. Chest 124:554-559, 2003
14) Walters JA, et al: Systemic corticosteroids for acute exacerbations of chronic obstructive pulmonary disease. Cochrane Database Syst Rev:CD001288, 2009
15) Global Initiative for Chronic Obstructive Lung Disease (GOLD): Global Strategy for Diagnosis, Management, and Prevention of Chronic Obstructive Pulmonary Disease. Updated 2014 (http://www.goldCOPD.org/guidelines-global-strategy-for-diagnosis-management.html)
16) Beasley MB, et al: Acute fibrinous and organizing pneumonia: a histological pattern of lung injury and possible variant of diffuse alveolar damage. Arch Pathol Lab Med 126:1064-1070, 2002

17) Paraskeva M, et al: Acute fibrinoid organizing pneumonia after lung transplantation. Am J Respir Crit Care Med 187:1360-1368, 2013
18) Otto C, et al: Acute fibrinous and organizing pneumonia associated with influenza A/H1N1 pneumonia after lung transplantation. BMC Pulm Med 13:30, 2013
19) Hariri LP, et al: Acute fibrinous and organizing pneumonia in systemic lupus erythematosus: a case report and review of the literature. Pathol Int 60:755-759, 2010
20) Heo JY, et al: Acute fibrinous and organizing pneumonia in a patient with HIV infection and *Pneumocystis jiroveci* pneumonia. Respirology 15:1259-1261, 2010
21) Qiu YY, et al: The clinicopathological features of acute fibrinous and organizing pneumonia. Zhonghua Jie He He Hu Xi Za Zhi 36:425-430, 2013
22) Damas C, et al: Acute fibrinous and organizing pneumonia. Rev Port Pneumol 12:615-620, 2006
23) Bhatti S, et al: Severe acute fibrinous and organizing pneumonia (AFOP) causing ventilatory failure: successful treatment with mycophenolate mofetil and corticosteroids. Respir Med 103:1764-1767, 2009
24) Nishino M, et al: Clinicopathologic features associated with relapse in cryptogenic organizing pneumonia. Hum Pathol 45:342-351, 2014
25) Park IN, et al: Acute exacerbation of interstitial pneumonia other than idiopathic pulmonary fibrosis. Chest 132:214-220, 2007

# 6 慢性間質性肺疾患の鑑別は可能?

呼吸器カンファレンスで，ある症例を提示しました。66歳の女性，進行する慢性間質性肺疾患。

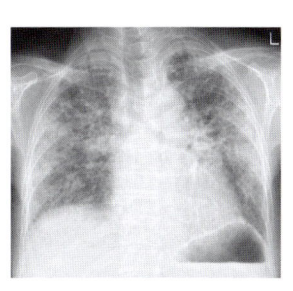

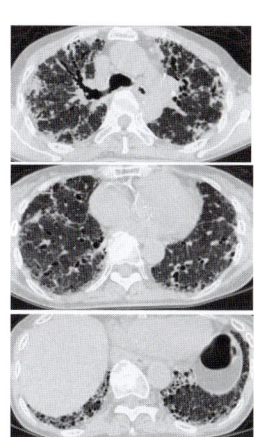

図 3-9　慢性間質性肺疾患患者の胸部レントゲン，胸部 HRCT 写真

「上葉優位に線維化があるように思いますが……。この患者さん，すでにマスクで酸素を吸っているので気管支鏡検査や外科的肺生検は厳しいです」

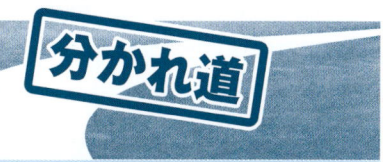

## 分かれ道

### 生検のできない慢性間質性肺疾患の診断はどうすればよいのか？

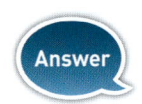

> **Answer**
> 診断がつかない慢性間質性肺疾患もある。
> 予後が大きく変わらなそうなら，確定診断をつけないという選択肢もある。

### 原因が分からない慢性間質性肺疾患

　どれだけ病歴を問診しても血液検査をしても，間質性肺疾患の原因が分からないことがあります。そのために外科的肺生検を含めた病理検査というのはかなり有力な武器になります。しかしながら，呼吸器内科医を長くやっていると侵襲的検査ができない呼吸不全の患者さんがたくさんいます。そのため，最終的には画像検査だけで診断のあたりをつけなければならないことがゴマンとあります。

　——果たして，どこまで画像だけで診断に迫れるのか。これは放射線科医のほうが圧倒的に詳しいのですが，臨床でよく遭遇する間質性肺炎について私なりの意見を書いてみたいと思います。ここから先は，**病歴や血液検査から全く診断のあたりがつかない慢性間質性肺疾患**を想定してください。

### 1. UIP パターンかどうかみる

　長期間にわたって間質性肺疾患がある患者さんの胸部 HRCT を読影する場合，UIP パターンがないかどうかチェックします。UIP パターンがあれば，IPF の確からしさはグッと上昇します（UIP イコール IPF というわけではないのですが，画像から診断しなければならないのであればニアリーイコールと考えてよいと思います）。UIP パターンとは以下の全てを有する胸部 HRCT 所見です[1]。

- ・胸膜直下，下葉優位
- ・網状影
- ・蜂巣肺（牽引性気管支拡張症の有無は問わない）
- ・「inconsistent with UIP パターン」の特徴を有さない

　四つ目が意味不明だと思われる方もいるかもしれません。画像上 UIP パターンと診断するには「possible UIP パターン」「inconsistent with UIP パターン」との鑑別が必要です。「inconsistent with UIP パターン」であっては困るわけです。なお，「possible UIP パターン」とは UIP パターンのうち蜂巣肺のないものを指します。ま

た「inconsistent with UIP パターン」とは，以下のうち一つでも当てはまるものを指します。

> ・上葉あるいは中肺野に優位
> ・気管支血管束周囲に優位
> ・広範囲にわたるスリガラス影
> ・多数の微小粒状影（両側性，上葉優位）
> ・分散した囊胞（多発性，両側性，蜂巣肺から離れたところ）
> ・びまん性モザイク灌流，エアトラッピング（両側性，3 葉以上）
> ・気管支肺区域，肺葉のコンソリデーション

つまり，UIP パターンらしくなければ inconsistent with UIP パターン，すなわち IPF らしくないということを言っているわけです。

本症例では，蜂巣肺がはっきりしないこと，上葉優位に網状影があることから「inconsistent with UIP パターン」，すなわち IPF は否定的ということになります（あくまで画像からの推察ですから，実際に肺生検して UIP パターンが出ることもあります）。

ただし HRCT で possible UIP パターン，病理で possible UIP という診断が下り，IPF も「probable」になってしまう患者さんも少なくありません。この話はきわめてややこしいため，ここでは割愛します。

なお，蜂巣肺とは Fleischner Society の Glossary of Terms[2] によれば「下葉背側の胸膜直下の末梢優位にみられる大きさ 3～10 mm 程度（時に 25 mm 程度まで），壁の厚みは 1～3 mm 程度の囊胞の集簇で，間質性肺炎の末期にみられることが多い」と記載されています。

## 2. NSIP パターンかどうかみる

非特異性間質性肺炎（NSIP）は IPF ほど臨床試験が多くなく，また目下のところびまん性肺疾患の研究者の第一目標は IPF の予後を改善することであるため，NSIP パターンには国際的にコンセンサスのある定義はありません。

- スリガラス影
- 線維化はあるが軽度
- 蜂巣肺は通常ないがあっても軽度
- スリガラス影と網状影は下葉，胸膜直下／気管支血管束優位
- 下葉背側では比較的胸膜直下はスペアされる
- 病変は時間的，空間的にほぼ均一

　この五つ目の，胸膜直下がわずかにスペアされるというのが NSIP の特徴です。Silva らも NSIP の特徴としてこの所見に注目していますが日本の呼吸器内科医の多くも NSIP という言葉でイメージする HRCT 画像はこの所見かな，と感じています[3]。また NSIP は UIP と異なり，基本的に時相が一致しています。つまり，病変部位は基本的に同じ性質の陰影ばかりで構成されています。UIP は軽度の網状影から蜂巣肺まで様々な時相の陰影が観察されます。

　さて，NSIP にはステロイドが効きやすい cellular NSIP（cNSIP）とステロイドが効きにくい IPF に近い fibrotic NSIP（fNSIP）の 2 種類があります。スリガラス影が主体で，炎症性をイメージするような胸部 HRCT 所見（ゴチャゴチャした線維化などが観察されにくい）の場合，cNSIP であることが多いです[4]。また牽引性気管支拡張症が見られたり，網状影のほうが主体の場合は fNSIP であることが多いです[5,6]。ただ，これらはオーバーラップすることも多く，2 疾患をクリアカットに分けることはできません。また，NSIP と思っていた症例が時間を経て IPF に変化することもあります[3]。同じように fNSIP と UIP もクリアカットに分けることはできません。臨床的には予後・治療反応性に応じて IPF-NSIP を広いスペクトラムとして捉えるほうがよいかもしれません。特に病理組織検体がない場合は，いくら画像で NSIP と診断してもそれが真実である保証はどこにもないのです。

### 3. UIP，NSIP が否定的なとき，その他の疾患を考える

　たとえば上葉に優位な線維化がある場合，サルコイドーシスや慢性過敏性肺炎（CHP）を考える必要があります[4]。CHP は，上葉優位の慢性の線維化が観察されます。また，過敏性肺炎の場合その免疫応答を反映して小葉中心性の粒状影が観察されます。線維化の背景に小葉中心性の粒状影がみられたら，CHP を疑うことが多いです。小葉中心性が苦手な人は，230 ページを参考にしてください。亜急性過敏性肺

炎の場合，ボンヤリとした小葉中心性の陰影がみえます。しかし CHP の場合は，それがもう少しクッキリと見えることが多いようです[7,8]。ほとんどの CHP の胸部 HRCT では亜急性過敏性肺炎のコンポーネントを有することが多いとされています。そのため小葉中心性の陰影もボヤケたものも多く，エアトラッピングのような亜急性過敏性肺炎に多くみられる画像所見も観察されます。CHP では蜂巣肺が 4 割程度にみられるため，UIP パターンとの鑑別が重要になります。ただ，UIP パターンよりも肺内の陰影が"粗い"印象があるのがこの過敏性肺炎で，比較的 UIP パターンとは容易に鑑別ができます。

## どうしても診断がつかないときは，疑い診断として予後を重要視する

どうしても診断がつかない場合はどうしたらいいでしょう。そのときは，疑い診断をくだして経過をみるしかありません。ここで覚えておきたいのが，IPF に対するピレスパ®やニンテダニブは IPF を完治させることができる夢の薬ではないことです。また線維化の進行した慢性間質性肺疾患の患者さんにはステロイドや免疫抑制剤によって劇的に改善することもほとんどありません。すなわち，線維化をきたした慢性間質性肺疾患の予後を改善する特効薬はないのです。そのため，経過観察を選択することは決して NG ではありません。IPF と CHP の鑑別ができない場合，疑わしい抗原を回避すればよい，肺病変先行型の膠原病関連間質性肺疾患と IPF の鑑別ができない場合，膠原病の症状が出現しないか定期的に問診や精査をすればよい，たとえ経過観察でも工夫できることはあります。

診断をつけることに躍起になるのではなく，どこまでの疾患を範疇に入れて，患者さんの生活をどうサポートできるかを考える必要があります。

### Message

線維化をきたした慢性間質性肺疾患の鑑別のために，まず IPF や NSIP に合致するか検証する。線維化を劇的に改善させる特効薬はないため，経過観察を選択することも間違いではない。

## 文献

1) Raghu G, et al: An official ATS/ERS/JRS/ALAT statement: idiopathic pulmonary fibrosis: evidence-based guidelines for diagnosis and management. Am J Respir Crit Care Med 183:788-824, 2011
2) Hansell DM, et al: Fleischner Society: glossary of terms for thoracic imaging. Radiology 246:697-722, 2008
3) Silva CI, et al: Nonspecific interstitial pneumonia and idiopathic pulmonary fibrosis: changes in pattern and distribution of disease over time. Radiology 247:251-259, 2008
4) Kligerman SJ, et al: Nonspecific interstitial pneumonia: radiologic, clinical, and pathologic considerations.Radiographics 29:73-87, 2009
5) MacDonald SL, et al: Nonspecific interstitial pneumonia and usual interstitial pneumonia: comparative appearances at and diagnostic accuracy of thin-section CT. Radiology 221:600-605, 2001
6) Tsubamoto M, et al: Pathologic subgroups of nonspecific interstitial pneumonia: differential diagnosis from other idiopathic interstitial pneumonias on high-resolution computed tomography. J Comput Assist Tomogr 29:793-800, 2005
7) 三輪清一, 他：慢性過敏性肺炎の臨床的検討. 日呼吸会誌 40:732-737, 2002
8) Okamoto T, et al: Nationwide epidemiological survey of chronic hypersensitivity pneumonitis in Japan. Respir Investig 51:191-199, 2013

# 7 間質性肺疾患におけるステロイドの減量方法は？

👨‍⚕️ 「特発性器質化肺炎（COP）や非特異性間質性肺炎（NSIP）でステロイドを使うことがありますよね？」

指導医 「そうだね，COPD急性増悪や喘息発作とは違って，長期に使うことが多いね」

👨‍⚕️ 「教科書には『ステロイドは漸減する』と書いてあるんですが，具体的にどういう漸減法が正しいんでしょうか？長期に投与すればするほど，日和見感染症や骨粗鬆症といったリスクは上がっていくわけですし……」

指導医 「そうだね。疾患によって漸減法はまちまちだけど，一つずつみていこうか」

👨‍⚕️ 「お願いします！」

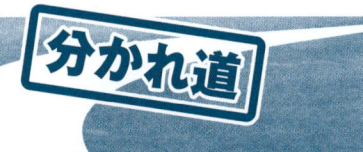

## 分かれ道

**間質性肺疾患におけるステロイドに正しい漸減法はあるのか？**

> **Answer** 厳密なエビデンスはなく，過去の臨床試験プロトコルがそのまま使われていることが多い。

## 長期のステロイド治療を要する間質性肺疾患

　間質性肺疾患ではステロイドを長期に使用する疾患があります。その代表的なものが COP と NSIP〔特に cellular NSIP（cNSIP）〕です。慢性好酸球性肺炎（CEP）に対してもステロイドを用いますが，短期でスパッとやめる医師もいれば，長期に使用しつづける医師もいます。特発性肺線維症に対してはステロイドの積極的な使用は推奨されていません。また，慢性過敏性肺炎や肺の線維化を伴うサルコイドーシスに対するステロイド治療についてはいまだ意見の一致をみません。そのため，呼吸器内科では長期のステロイド治療を要する間質性肺疾患は，COP，NSIP，CEP が代表的なものと考えられます。

## COP に対するステロイド治療

　COPに対するステロイドの初期投与量は，国際的にはプレドニゾロン 0.5〜1.0 mg/kg と考えられています[1] が，厳密なエビデンスはありません。その理由は，特発性間質性肺炎に対するステロイド治療が過去の臨床試験プロトコルを参考に使用されており，ステロイドの用量によって比較検討した大規模試験がないためです。個人的には COP に対しては 0.5 mg/kg で十分効果があることが多いと感じており，推奨下限の同投与量に設定しています。さてどのくらいこの量を続けて，どう漸減していくか。私が頻繁に利用している UpToDate® にはこのような記載があります。「初期投与量（UpToDate® では 0.75〜1.0 mg/kg を推奨）を 4〜8 週間維持し，もし病態が安定ないし改善しておれば，プレドニゾロンを 0.5〜0.75 mg/kg へ漸減し 4〜6 週間維持する。経口ステロイドを 3〜6 か月続けた後，投与量をゼロにまで漸減していく」。ただしこれには参考文献はありません。そう，答えがないからです。このエキスパートオピニオンでは，8〜14 週間イコール 3 か月程度は初期投与量〜やや漸減させた量を継続し，その後漸減するという形をとれと書いているわけです。そのため，投与期間は少なくとも 5〜6 か月くらいになると想定されます（図 3-10）。

## 7 間質性肺疾患におけるステロイドの減量方法は？

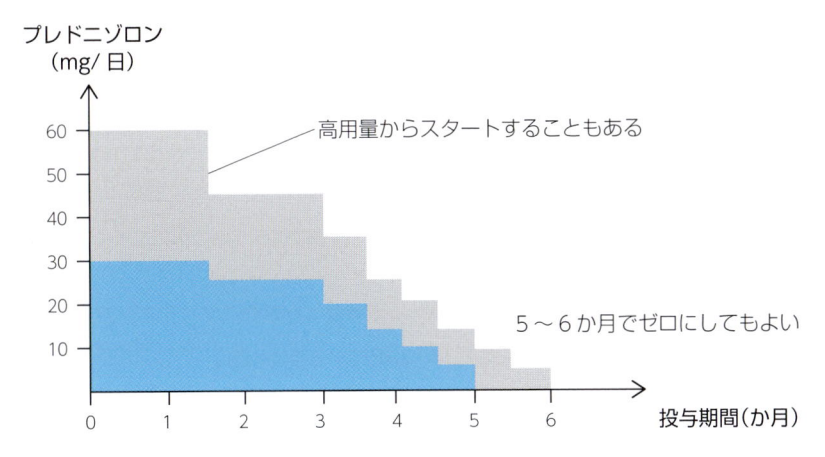

**図 3-10 COP に対するステロイド投与例**（理想体重 60 kg として計算）

グラフ内の注釈：
- 高用量からスタートすることもある
- 5〜6 か月でゼロにしてもよい

縦軸：プレドニゾロン（mg/日）
横軸：投与期間（か月）

　COP は再発する例が多く，特にステロイド漸減中の再発には要注意です。再発率は 30〜60% くらいと考えられています[2-4]。低栄養状態にある患者では再発が多いとされています[4]。また，AFOP（→ 153 ページ）のような重症例や多葉がおかされた COP は再発率が高いと考えられています[5]。再発性の COP に対するステロイド投与の期間にはエビデンスはありませんが，初回よりも長めに設定して 1 年近く投与することもあります。
　予後については，AFOP のように致死的な COP もありますが，全体から見れば COP の死亡率はほぼゼロに近いと考えます。

### NSIP に対するステロイド治療

　たとえ効果があまり期待できない fibrotic NSIP でもステロイド治療を導入することがありますが，cNSIP に対してはほとんどがステロイド治療を導入することになります[6]。その投与量について COP と同じく国際的に確たるエビデンスがあるわけではなく，プレドニゾロン 0.5〜1.0 mg/kg を投与し 2〜4 週間ごとに 5 mg ずつ減量することが多いです。印象としては，COP のほうがやや長めに初期投与量を維持するレジメンになっていますね。また日本では，NSIP では免疫抑制剤を併用することも多く，特にステロイド無効時にアザチオプリン（イムラン®）を 2〜3 mg/kg/日を併用する手法もメジャーです（最初から免疫抑制剤を併用する方法もあります）。個人的には，高用量ステロイドや免疫抑制剤によって良い恩恵が受けられた経験が多くないことと，NSIP に対する臨床的な利益がはっきりしていないことから，積極的

に高用量ステロイドと免疫抑制剤を投与することはあまりありません。ステロイドを導入する場合は，やはり 0.5 mg/kg/ 日程度としています。ステロイドは漸減した後，5〜10 mg/ 日程度を維持することも多いですが，病態が安定しておれば 10〜12 か月後に完全に中止するというエキスパートオピニオンもあります（**図 3-11**）。

**プレドニゾロン（mg/ 日）**

- 高用量からスタートすることもある
- 初期に早めに漸減する手法もある
- ステロイドは 5〜10 mg/ 日を維持することが多い

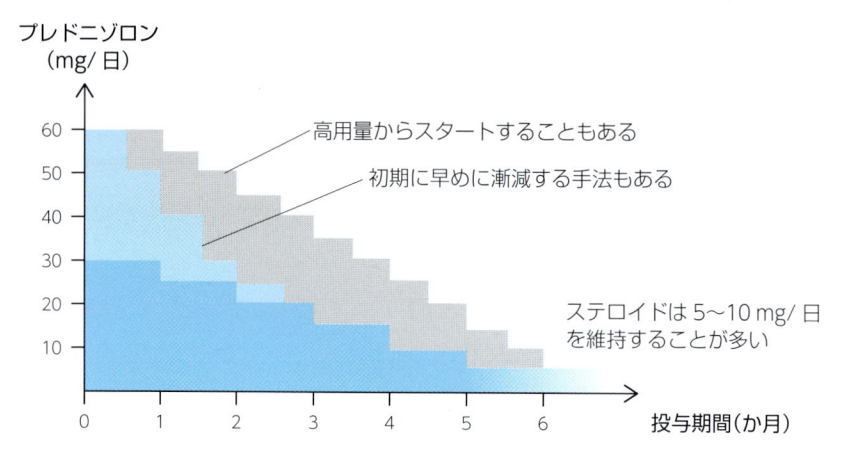

投与期間（か月）

**図 3-11　NSIP に対するステロイド投与例**（理想体重 60 kg として計算）

cNSIP の場合は疾患増悪によって死亡する可能性はかなり低いと考えられていますので[7]，「ステロイドでコントロール」できる疾患であることを患者さんに強調してよいと思います。ただ NSIP 全体でみた場合，5 年以内に 15〜20% 程度は死亡するという報告もあり，個人差が大きいことには留意しておいたほうがいいでしょう[8]。

## CEP に対するステロイド治療

CEP に対するステロイド治療についてもエビデンスはさほど集積されていません。CEP の治療は，プレドニゾロン換算で 0.5 mg/kg/ 日を初期投与量とし，漸減しながらも最低でも 6 か月以上続けるのがスタンダードとされてきました[9]。原因が分かっている好酸球性肺炎ならともかく，原因不明の CEP の場合ステロイドを漸減していく過程で再発することが多いです。そのため，長くステロイド治療を入れてしまったほうが再発を抑制できるのではないかという意見に異論を唱える者が少なく，これまで「6 か月以上」とされてきた経緯があります。私も，CEP に対して半年以上ステロイドを投与した経験が何度もあります。しかし，最近の研究では 3 か月といった短い期間であっても再発率は変わりないため，ステロイド長期使用による弊害を軽減するうえでも，短期間でスパッと治療をやめてしまったほうがいいのではないかと

考えられています[10]。「長く治療しても短く治療しても再発するものは再発する」というのが実のところなのだと思います。ちなみに，たとえ治療を開始した後でもCEPの原因をとことんまで考え抜くのが呼吸器内科医として重要なスタンスです。

> Message
>
> 間質性肺疾患ではステロイドを長期使用することがあるが，その投与法に厳密なエビデンスは存在しない。今後は，副作用を懸念して投与期間を短くしたほうがよいという流れになるかもしれない。

### 文献

1) Bradley B, et al: Interstitial lung disease guideline: the British Thoracic Society in collaboration with the Thoracic Society of Australia and New Zealand and the Irish Thoracic Society. Thorax 63(Suppl 5):v1-v58, 2008
2) Drakopanagiotakis F, et al: Cryptogenic and secondary organizing pneumonia: clinical presentation, radiographic findings, treatment response, and prognosis. Chest 139:893-900, 2011
3) Lazor R, et al: Cryptogenic organizing pneumonia. Characteristics of relapses in a series of 48 patients. The Groupe d'Etudes et de Recherche sur les Maladles "Orphelines" Pulmonaires (GERM"O"P). Am J Respir Crit Care Med 162(2 Pt 1):571-577, 2000
4) Watanabe K, et al: Factors related to the relapse of bronchiolitis obliterans organizing pneumonia. Chest 114:1599-1606, 1998
5) Nishino M, et al: Clinicopathologic features associated with relapse in cryptogenic organizing pneumonia. Hum Pathol 45:342-351, 2014
6) 日本呼吸器学会びまん性肺疾患診断・治療ガイドライン作成委員会(編)：非特異性間質性肺炎 (NSIP), 特発性間質性肺炎診断と治療の手引き, 改訂第2版, pp74-92, 南江堂, 2011
7) Travis WD, et al: Idiopathic nonspecific interstitial pneumonia: prognostic significance of cellular and fibrosing patterns: survival comparison with usual interstitial pneumonia and desquamative interstitial pneumonia. Am J Surg Pathol 24:19-33, 2000
8) Park IN, et al: Clinical course and lung function change of idiopathic nonspecific interstitial pneumonia. Eur Respir J 33:68-76, 2009
9) Marchand E, et al: Idiopathic chronic eosinophilic pneumonia. a clinical and follow-up study of 62 cases. the Groupe d'Etudes et de Recherche sur les Maladies "Orphelines" Pulmonaires (GERM "O" P). Medicine (Baltimore) 77:299-312, 1998
10) Oyama Y, et al: Efficacy of short-term prednisolone treatment in patients with chronic eosinophilic pneumonia. Eur Respir J 2015 Jan 22. pii: ERJ-01996-2014. [Epub ahead of print]

# 8 KL-6 が上がっていたら間質性肺疾患?

45歳男性。左肺のスリガラス影の精査目的に入院しました（**図 3-12**）。

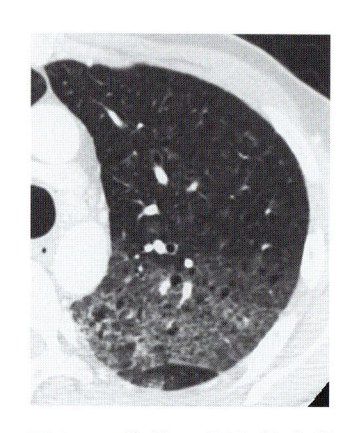

**図 3-12　胸部 CT 画像**（左上葉）

👤「この患者さん，KL-6 が 2,200 U/mL と上昇しています。これは間質性肺炎ですね！」
指導医「いや，そう決めつけるのは早いかもしれないよ」
👤「えっ？」

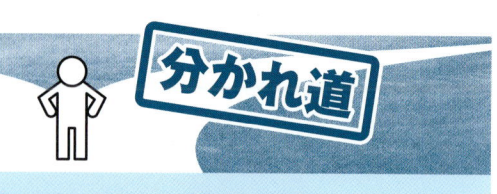

## 分かれ道

**KL-6 が上昇しているスリガラス影。間質性肺疾患ではないのか？**

# 8 KL-6 が上がっていたら間質性肺疾患?

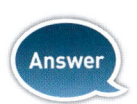

> **Answer** KL-6 は呼吸器疾患全体からみれば特異度が高い検査ではないため,疾患の補助には役立つが確定診断には使えない。

## KL-6 の意義

　KL-6(Krebs von den Lungen-6)は広島大学の河野修興教授によって同定された高分子量の糖タンパク抗原で[1],呼吸器内科領域で広く使われています。KL-6 は炎症によって過形成を生じた II 型肺胞上皮細胞からどんどん産生されるため,間質性肺疾患でしばしば測定されます。しかし,河野教授の当該論文では当初から肺がんでも上昇することが明記されています。Krebs(がん),Lungen(肺)というキーワードを見ても,この関連性については容易に想像できます。肺がんだけでなく,実は肺結核などの感染症で上昇することがあります[2]。また肺以外の臓器でも観察され,胃,膵臓にもみられるそうです(**表 3-5**)[3]。そのため,若手医師が想定しているよりも特異性はそこまで高くありません。

**表 3-5　免疫染色による KL-6 の組織分布**

| 組織 | 陰性 | 弱陽性 | 中等度陽性 | 強陽性 |
|---|---|---|---|---|
| 肺胞 | I 型肺胞上皮細胞 | | II 型肺胞上皮細胞 | |
| 気管支 | 気管支線毛細胞<br>気管支腺粘液細胞 | 終末細気管支上皮 | 呼吸細気管支上皮細胞<br>気管支腺漿液細胞 | |
| その他 | 胃表層粘液細胞<br>幽門腺細胞<br>十二指腸上皮細胞<br>結腸・直腸上皮細胞<br>膵腺房細胞<br>白血球,赤血球 | | 噴門腺細胞<br>膵管上皮細胞<br>乳管上皮細胞 | |
| 間質性肺疾患 | 肉芽腫,巨細胞 | | | 再生 II 型上皮細胞 |
| 悪性細胞 | 一部の悪性細胞 | 多くの悪性細胞 | | 肺腺がん,膵がん,乳がん |

〔河野修興:KL-6. 呼吸 16:391-398, 1997 より改変〕

## 間質性肺疾患における KL-6

　間質性肺炎と健常者を比較した KL-6 の ROC 解析の報告があります[4]。間質性肺炎の診断において,KL-6 400～550 U/mL をカットオフ値に設定した場合,CRP や赤沈と比較して感度・特異度ともに優れているという結果が得られました(500 U/mL 以上:感度 78%,特異度 100%,400 U/mL 以上:感度 81%,特異度 98%)。

またこの報告では，特発性間質性肺炎，過敏性肺炎，膠原病関連間質性肺疾患の3疾患におけるKL-6の平均値が掲載されており，現在の実臨床で抱くイメージに近い数値になっています（**表3-6**）[4]。また，活動性，非活動性の間質性肺炎ではカットオフ値に差をつけたほうがよいとする報告もあります[5]。これによれば，非活動性の間質性肺炎のカットオフ値は509 U/mL（感度79％，特異度93％），活動性の間質性肺炎のカットオフ値は1,051～1,060 U/mL（感度87％，特異度87％）が望ましいとされています。**KL-6が4ケタになると活動性が高い**のでは，と考える呼吸器内科医が多いのは事実です。実際に，KL-6が1,300 U/mLを超えるIPF症例では急性増悪を起こすリスクが高く[6]，またIPF急性増悪の治療中にKL-6が低下する症例は予後良好であることが知られています[7]。

間質性肺疾患におけるKL-6について覚えておきたいのは，**過敏性肺炎，特に亜急性過敏性肺炎**で著明に増加することです。過敏性肺炎のKL-6には季節性の変化があることが知られており，夏型過敏性肺炎のように夏に増加することもあれば，鳥飼病のように冬に増加しやすいものもあります[8]。

**表3-6 疾患別KL-6平均値**

| 疾患 | 症例数 | KL-6（U/mL）平均値±標準偏差 | p値（Mann-Whitney U test） |
|---|---|---|---|
| 特発性間質性肺炎 |  |  |  |
| 　活動性症例 | 25 | 1,287 ± 666 | 0.0054 |
| 　非活動性症例 | 15 | 757 ± 342 |  |
| 過敏性肺炎 |  |  |  |
| 　活動性症例 | 25 | 3,454 ± 1,966 | 0.0019 |
| 　非活動性症例 | 4 | 387 ± 304 |  |
| 膠原病関連間質性肺疾患 |  |  |  |
| 　活動性症例 | 15 | 1,875 ± 1,847 | < 0.0001 |
| 　非活動性症例 | 38 | 471 ± 237 |  |

〔河野修興, 他：電気化学発光免疫測定法によるKL-6測定キットED066の間質性肺炎に対する診断能. 臨牀と研究 75:1167-1172, 1998より〕

## 肺がんにおけるKL-6

上述したように，肺がんの患者さんでもKL-6が上昇することは覚えておきましょう。間質性肺炎像がない肺がんの場合，3人に1人はKL-6が上昇します[9]。また，KL-6の高い肺がんの患者さんは，無増悪生存期間が短く[10]，EGFRチロシンキナーゼ阻害薬の効果に乏しく[11]，放射線による肺障害のリスクが高いと考えられています[12]。特に浸潤性粘液腺がんのようにスリガラス影が主体の肺腺がんでは著明に上

昇することがあり，画像所見とKL-6から間質性肺炎と誤診されるケースは少なくありません。

## その他の知っておきたいバイオマーカー

間質性肺疾患において，呼吸器内科ではSP-A，SP-Dというサーファクタント特異的タンパク(surfactant protein)を追加で測定することがあります。なぜAとDの2種類なのかといいますと，SP-A〜SP-Dまでの4つのうち，SP-BとSP-Cは疎水性の強いタンパクであり血中に出現することが期待できないからです。肺胞内にはSP-AがSP-Dの30倍存在すると言われています。SP-Aは，II型細胞のサーファクタント分泌を調整しネガティブフィードバックに関与し，SP-AとSP-Dは両方とも肺胞マクロファージを介する食菌や殺菌を高めるはたらきがあります[13]。

SP-A 43.8 ng/mLとSP-D 109.8 ng/mLをカットオフとしたとき，SP-Aは特発性間質性肺炎(IIPs)，過敏性肺炎，放射線肺炎で陽性となりやすく，SP-Dは，IIPs，過敏性肺炎で陽性となりやすいことが分かっています[14]。また，SP-A，SP-DともにIIPsにおいてステロイド有効例では低下し，急性増悪例では増加するという，KL-6と類似の活動性の指標としても役立つことが知られています[15]。さらに，**SP-Aが病態の増悪・軽快に対して最も鋭敏に反応する**ため[16,17]，治療効果判定としてSP-Aを好んで用いる呼吸器内科医もいます。SP-Aが鋭敏に反応する理由として，分子サイズの違い，生理的環境下での存在形態の違い，再生II型肺胞上皮細胞での発現の違い，血中での半減期の違いなどが挙げられます[16]。

特発性肺線維症(IPF)においてはSP-A，SP-Dのベースライン値が注目されています。ベースラインのSP-Aが40 ng/mLを超えない場合，あるいはSP-Dが110 ng/mLを超えない場合では，3年程度の生存が期待できるとされています。逆に両マーカーが著しい高値を示す場合は，IPF急性増悪に注意を払わなければなりません[18]。

## Message

間質性肺疾患だけでなく，肺がんでもKL-6は上昇するため，間質性肺疾患と鑑別が難しい浸潤性粘液腺がんには注意する。
また，過敏性肺炎ではKL-6は著増する。
KL-6以外にもSP-A，SP-Dというマーカーも診断や病勢の判定に役立つ。

「例の患者さん，経気管支肺生検をしたら，肺腺がんでした……。間質性肺炎と区別がしにくい肺がんもあるんですね」

**指導医**「浸潤性粘液腺がんは間質性肺炎に見えることもあるから，呼吸器内科医は頭のどこかにこの疾患を鑑別に入れているんだ。ALK遺伝子再構成があるみたいだから，ALK阻害薬が効果を発揮するかもしれないね」

### 文献

1) 河野修興：ヒト肺癌に対するモノクローナル抗体の作製と臨床診断への応用に関する研究. 広島大学医学雑誌 33:971-997, 1985
2) Miwa S, et al: Assessment of serum KL-6 as a prognostic marker in pulmonary tuberculosis patients. Int J Tuberc Lung Dis 17:240-242, 2013
3) 河野修興：KL-6. 呼吸 16:391-398, 1997
4) 河野修興, 他：電気化学発光免疫測定法によるKL-6測定キットED066の間質性肺炎に対する診断能. 臨牀と研究 75:1167-1172, 1998
5) Doishita S, et al: Serum KL-6 level as an indicator of active or inactive interstitial pneumonitis associated with connective tissue diseases. Intern Med 50:2889-2892, 2011
6) Ohshimo S, et al: Baseline KL-6 predicts increased risk for acute exacerbation of idiopathic pulmonary fibrosis. Respir Med 108:1031-1039, 2014
7) Yokoyama A, et al: Circulating KL-6 predicts the outcome of rapidly progressive idiopathic pulmonary fibrosis. Am J Respir Crit Care Med 158(5 Pt 1):1680-1684, 1998

8) Ohnishi H, et al: Seasonal variation of serum KL-6 concentrations is greater in patients with hypersensitivity pneumonitis. BMC Pulm Med 14:129, 2014
9) Miyazaki K, et al: Serum KL-6 levels in lung cancer patients with or without interstitial lung disease. J Clin Lab Anal 24:295-299, 2010
10) Tanaka S, et al: Krebs von den Lungen-6 (KL-6) is a prognostic biomarker in patients with surgically resected nonsmall cell lung cancer. Int J Cancer 130:377-387, 2012
11) Fujiwara Y, et al: Elevated serum level of sialylated glycoprotein KL-6 predicts a poor prognosis in patients with non-small cell lung cancer treated with gefitinib. Lung Cancer 59:81-87, 2008
12) Hara R, et al: Serum levels of KL-6 for predicting the occurrence of radiation pneumonitis after stereotactic radiotherapy for lung tumors. Chest 125:340-344, 2004
13) Dobbs LG, et al: Pulmonary surfactant and its components inhibit secretion of phosphatidylcholine from cultured rat alveolar type II cells. Proc Natl Acad Sci U S A 84:1010-1014, 1987
14) 阿部庄作, 他：間質性肺炎のバイオマーカーとしての肺サーファクタント蛋白質. 日呼吸会誌 38:157-165, 2000
15) 本田泰人：サーファクタント蛋白質の動態とその意義―SP-A, SP-D を中心に. 日胸疾患会誌 34（増刊）:181-185, 1996
16) 大塚満雄, 他：肺特異的血清マーカーの経時的測定が治療効果の判定に有用と思われた間質性肺炎の一例. 日呼吸会誌 39:298-301, 2001
17) Kinder BW, et al: Serum surfactant protein-A is a strong predictor of early mortality in idiopathic pulmonary fibrosis. Chest 135:1557-1563, 2009
18) Takahashi H, et al: Serum surfactant proteins A and D as prognostic factors in idiopathic pulmonary fibrosis and their relationship to disease extent. Am J Respir Crit Care Med 162(3 Pt 1):1109-1114, 2000

# 第4章

# 肺がん

# 1　間質性肺疾患を合併した肺腺がんの治療は？

60歳女性。肺腺がん病期IV，cT4N3M1bと診断されました。もともと関節リウマチを罹患しており，肺内にはCOPDに加えて間質性の陰影が観察されています（**図4-1**）。

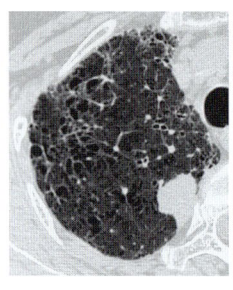

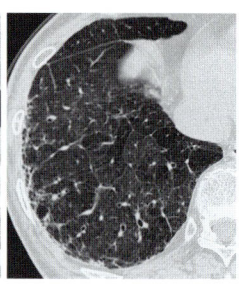

図4-1　間質性肺疾患を合併した肺腺がん（60歳女性）

👨「パフォーマンスステータスも良いので，白金製剤を併用した抗がん剤で治療をしようと思うんです」

指導医「そうだね，病期IVの肺がんに対して抗がん剤治療は妥当な選択肢だよ」

👨「シスプラチン＋ペメトレキセド（アリムタ®）＋ベバシズマブ（アバスチン®）の投与にしようと思います」

指導医「うーん，難しいところだね」

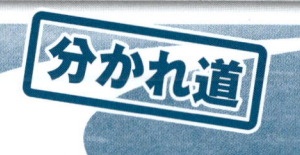

## 分かれ道

**間質性肺炎を合併した肺腺がんに対して標準治療は良くない？**

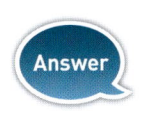

**Answer** 2015年2月現在では間質性肺疾患を合併した非小細胞肺がんに対してペメトレキセドやベバシズマブを用いた治療が安全というエビデンスはないが，有望な選択肢である。

## 間質性肺疾患を合併した非小細胞肺がんの治療

　間質性肺疾患を合併した非小細胞肺がんに対して抗がん剤治療を行うと，20%程度に間質性肺疾患の増悪がみられるとされています[1,2]。特に特発性肺線維症（IPF）は他の間質性肺疾患と比べて抗がん剤による毒性が強く出ます[3]。そのため，元来間質性肺疾患を合併しているだけで化学療法を行いにくいということをまず知っておく必要があります。

　2015年2月時点では，間質性肺疾患を合併した非小細胞肺がんのファーストライン治療として，カルボプラチンとパクリタキセルを併用することが標準治療の一つと考えられています。その根拠となった論文では，18人中1人（5.6%）にのみ間質性肺疾患の増悪がみられました[4]。パクリタキセルを分割したほうが毒性は少ないように思うかもしれませんが，一括投与のほうがまだマシだという報告もあるため[5]，基本的には分割せずに投与しています。

## ペメトレキセド（アリムタ®）

　ペメトレキセドはご存じの通り，がん細胞の代謝を阻害することで抗がん効果を発揮します。DNA合成に必要な葉酸代謝を行う複数の酵素を阻害します。非小細胞肺がんに対する標準治療としては欠かせない存在であり，私も多くの患者さんでペメトレキセドを使用しています。しかし，間質性肺疾患に対してペメトレキセドは安全なのでしょうか？

　特発性間質性肺炎を合併した肺がんに対してペメトレキセドを使用した症例をレトロスペクティブに抽出し，間質性肺疾患のない患者さんと比較した報告があります[6]。これによれば，25人の特発性間質性肺炎の患者さんのうち3人に化学療法による肺の毒性が報告されています。この3人とも死亡したそうです。間質性肺疾患のない88人の患者では，1人のみが肺の毒性がみられたそうです。このレトロスペクティブの報告ではベースに間質性肺疾患がある場合の増悪頻度は12%ということになります。すなわち，レトロスペクティブな検証ではペメトレキセドの使用は間質性肺疾患の増悪を招く可能性があるということです。ただ，間質性肺疾患が存在する患者さ

んの抗がん剤治療は，もともと増悪リスクがどの薬剤でも高く，この研究では超過の増悪がペメトレキセドに特異的に存在したのかどうかは分かりません。そのため，前向きに検証が必要と考えられます。この原稿を執筆している現在，CJLSG1202試験が実施されており，間質性肺疾患にカルボプラチン＋ペメトレキセドがどのくらい安心して使えるかが検証されています。

## ベバシズマブ（アバスチン®）

ベバシズマブはどうかといいますと，小規模な研究ですが参考になるデータがあります[7]。この研究には，間質性肺疾患を有する非小細胞肺がんの患者さんを登録し，カルボプラチン＋パクリタキセル群（11人）とこれらにベバシズマブを加える群（10人）に分けて解析を行いました。ベバシズマブを加えた群の1人だけが間質性肺疾患の増悪がみられたそうです。この論文では，ベバシズマブが有意に間質性肺疾患を増悪させるわけではなさそうだと結論づけられています。また，同様にカルボプラチン＋パクリタキセル＋ベバシズマブを投与された間質性肺疾患合併肺がんの4人のケースレポートがありますが，この報告では肺毒性は報告されていません[8]。

## まとめ

間質性肺疾患を合併した肺がんに対して，ペメトレキセドは添付文書上「慎重投与」との記載があり，ベバシズマブは特に記載はありません。上述のごとく，おそらくは問題ない範囲で使用できるとは考えられますが，少なくとも推奨されるレジメンとは断言できないのが現状です。

臨床医として重要なのは，いかなるレジメンを使用しようとも患者さんに急性増悪のリスクを説明しておくことです。

---

### Message

間質性肺疾患を合併した肺がんに対する抗がん剤治療はどのようなレジメンでも急性増悪のリスクがある。ペメトレキセドとベバシズマブは使用しても薬剤特異的に超過の増悪をもたらすものではないだろうが，現時点ではエビデンスがないため投与を推奨することはできない。

## 文献

1) Isobe K, et al: Clinical characteristics of acute respiratory deterioration in pulmonary fibrosis associated with lung cancer following anti-cancer therapy. Respirology 15:88-92, 2010
2) Minegishi Y, et al: Exacerbation of idiopathic interstitial pneumonias associated with lung cancer therapy. Intern Med 48:665-672, 2009
3) Kreuter M, et al: Treatment and outcome of lung cancer in idiopathic interstitial pneumonias. Sarcoidosis Vasc Diffuse Lung Dis 31:266-274, 2015
4) Minegishi Y, et al: The safety and efficacy of weekly paclitaxel in combination with carboplatin for advanced non-small cell lung cancer with idiopathic interstitial pneumonias. Lung Cancer 71:70-74, 2011
5) Yasuda K, et al: Phase II trial of weekly paclitaxel in previously untreated advanced non-small-cell lung cancer. Oncology 65:224-228, 2003
6) Kato M, et al: Pemetrexed for advanced non-small cell lung cancer patients with interstitial lung disease. BMC Cancer 14:508, 2014
7) Shimizu R, et al: The safety and efficacy of paclitaxel and carboplatin with or without bevacizumab for treating patients with advanced nonsquamous non-small cell lung cancer with interstitial lung disease. Cancer Chemother Pharmacol 74:1159-1166, 2014
8) Suzuki H, et al: Carboplatin plus paclitaxel in combination with bevacizumab for the treatment of adenocarcinoma with interstitial lung diseases. Mol Clin Oncol 1:480-482, 2013

---

### Column

### 癌という漢字の意味

「癌」という漢字。なんか漢字の形も毒々しいですよね。この漢字の成り立ちってご存じでしょうか？　このやまいだれの中に入ってる「嵒」という字は「岩」と同じ意味を表す言葉だそうです。これはもともと乳癌を表す言葉で，胸を触診すると岩のようにゴツゴツしていたため，こういった漢字になったとのことです。江戸時代の書物には癌のことを「岩」と書いたものもあります。

ちなみに英語で癌のことを cancer といいますが，これはカニという意味です。ヒポクラテスが癌の塊を切って，その切片をスケッチし「まるでカニのよう」と書いたことが起源と言われています。

日本語と英語で少し由来が異なるのが興味深いですね。

## 2 肺がんが確定した後に禁煙しても無駄?

68歳男性。肺扁平上皮がん病期IV。あなたは，抗がん剤治療が必要である旨を説明しようとしました。

　「——というわけで，抗がん剤治療の適応にあると思います」

患者さん「なるほど」

　「ところで，もう禁煙はされていますか？」

患者さん「いや，もういいんだ。どうせ肺がんになったんだから，禁煙したって無駄だよ」

　「……」

患者さん「だって，今たばこをやめたって肺がんが治るわけじゃないし，もうがんになってしまった以上は太く短く生きようと思ってさ」

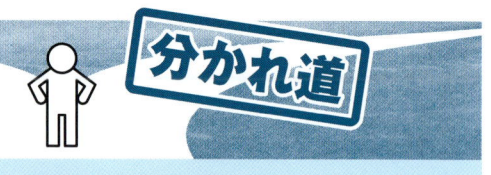

　「……」

### 分かれ道

**肺がんが確定した後でも禁煙をすすめたほうがよい？**

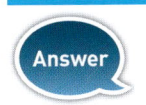

**Answer** **生存期間が延長する可能性があるので，すすめたほうがよい。**

### 肺がんと診断されても喫煙を続ける患者さん

　私は多くの肺がんの患者さんを診ていますが，そのうち何人かは今でもたばこを吸っています。「禁煙させることもできず，それでも呼吸器内科医か」と言われるとお恥ずかしい限りですが，禁煙しなさいと言っても「やめられない」という患者さんは多いです。禁煙外来をすすめても「別にもう肺がんになったし，このままでいい」と言われると，なかなか説得が難しいのです。なかには禁煙外来プログラムを完遂しても，再び喫煙してしまう患者さんもいます。ニコチン依存症に陥った進行期肺がんの患者さんの禁煙指導ほど難しいものはないと考えています。

### 肺がんの外科手術前の禁煙

　早期がんの場合，手術を控えているようなケースでは何が何でも禁煙させます。これは，喫煙した状態で全身麻酔下の手術に臨むと術後の合併症が増えるためです。たとえば，喫煙者は術後呼吸器合併症，特に肺瘻の頻度が高く，胸腔ドレーン留置期間や在院日数の延長がみられたという報告があります[1]。また，肺炎，無気肺などの呼吸器合併症の発生率についても，非喫煙者の2倍近いという報告もあります[2]。これはおそらく喫煙が術中・術後の喀痰増加をもたらすためと考えられます[3]。

　どのくらい禁煙すれば外科手術が安全かというと，1か月以上というのが呼吸器外科的コンセンサスと考えられます。これは過去のいくつもの報告に基づいています[2-6]。そのため，禁煙できていない人は1か月経たないと手術しませんと銘打っている施設もあると思います。禁煙せずに肺がんを治せというのも，主治医からしてみたら「バカモン！」と怒鳴りつけたくなることなのかもしれません。私にはそんな勇気はありませんが……。

### 禁煙することによる予後の改善

　早期肺がんの診断後に禁煙を開始すると，喫煙を継続した場合と比較して65歳以上の患者さんの予後が改善することが2010年のシステマティックレビューにより分かっています[7]。この報告によれば，早期非小細胞肺がんでは，診断後に喫煙を継続した患者さんの全死亡率は禁煙した場合のおよそ3倍で，再発率はおよそ2倍だったとされています。この研究から得られたデータに基づいてモデル化した生命表で

は，65歳以上の非小細胞肺がんの患者さんでは，喫煙を継続した場合の5年生存率が33%だったのに対して，禁煙した患者では70%にも達しました。そのため，早期の肺がんが見つかった場合は禁煙をすすめるべきだという根拠になります。

　進行期肺がんにおける禁煙の利益もあります。たとえば，ヘビースモーカーでは抗がん剤の効果が不良になることが報告されています[8-10]。また，当然ながら喫煙を続けたまま抗がん剤治療を受けると，好中球減少時に呼吸器系感染症が増加しますし，若い進行期肺がんの患者さんでは闘病が長期間に及ぶと心血管系イベントのリスクも時間を経るごとに高くなります。

　Ⅳ期の患者さんで，「それでも吸いたい」という人は，私はそれでも別に構わないと思います。人生どう生きるかは患者さんの自由です。肺がんと診断された人の気持ちを，私たち医療従事者は100%理解することはできません。こんな文章を書いていると，亡くなる3日前に外泊して，家でお気に入りのたばこを吸い，「やっぱたばこはウメエなあ」と言った昔の患者さんを思い出します。

## Message

肺がんに罹患した患者さんが禁煙することで，以下のような効果がある。
- 予後の改善（生存率の向上）
- 周術期の合併症の減少
- 抗がん剤に対する効果不良を防止

### 文献

1) 末満隆一，他：喫煙者肺癌患者の周術期合併症の検討．日本禁煙学会雑誌 5:50-58, 2010
2) Nakagawa M, et al: Relationship between the duration of the preoperative smoke-free period and the incidence of postoperative pulmonary complications after pulmonary surgery. Chest 120:705-710, 2001
3) Barrera R, et al: Smoking and timing of cessation: impact on pulmonary complications after thoracotomy. Chest 127:1977-1983, 2005
4) Møller AM, et al: Effect of preoperative smoking intervention on postoperative complications: a randomised clinical trial. Lancet 359:114-117, 2002
5) Huxley R, et al: Impact of smoking and smoking cessation on lung cancer mortality in the Asia-Pacific region. Am J Epidemiol 165:1280-1286, 2007
6) Lindström D, et al: Effects of a perioperative smoking cessation intervention on postoperative complications: a randomized trial. Ann Surg 248:739-745, 2008
7) Parsons A, et al: Influence of smoking cessation after diagnosis of early stage lung cancer on

prognosis: systematic review of observational studies with meta-analysis. BMJ 340:b5569, 2010
8) Duarte RL, et al: The cigarette burden (measured by the number of pack-years smoked) negatively impacts the response rate to platinum-based chemotherapy in lung cancer patients. Lung Cancer 61:244-254, 2008
9) Mohan A, et al: Effect of change in symptoms, respiratory status, nutritional profile and quality of life on response to treatment for advanced non-small cell lung cancer. Asian Pac J Cancer Prev 9:557-562, 2008
10) Florou AN, et al: Clinical significance of smoking cessation in subjects with cancer: a 30-year review. Respir Care 59:1924-1936, 2014

# 3 下顎呼吸から死期を推定できるか？

81歳女性。肺腺がんの終末期です。昨晩から意識レベルが低下してきたと報告がありました。顎を使った努力様の呼吸をしています。

　　「……下顎呼吸が出てますね」
指導医「そうだね」
　　「亡くなられるまであと数日というところですか？」
指導医「その予想は難しいけど，亡くなられるのはもう少し早いかもしれないね」

どの時点で家族に一報を入れるか迷うことの多い終末期。がんの終末期に下顎呼吸が出現した場合，あとどのくらいで亡くなると予想されるでしょうか。

## 分かれ道

下顎呼吸が出現してから
亡くなるまでの時間は推定できるか？

# 3 下顎呼吸から死期を推定できるか？

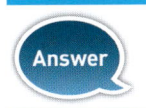

**Answer** エビデンスはないが，24時間以内に亡くなることが多い。

## 下顎呼吸とは

　下顎呼吸（mandibular breathing, open-mouth breathing）は，終末期の患者さんにしばしば出現する努力様の呼吸のことを指します。蘇生トレーニングコースのACLSやICLSに参加している人ならば，死戦期呼吸（agonal gasp, agonal respiration）という言葉のほうになじみがあるかもしれません。全く同じ意味ではないのですが，死の間際にある患者さんが努力性の呼吸を呈するという意味では医学的には同じことを指します。

　私はこれまでに肺がんの終末期の患者さんを100人くらい診てきました。所詮9年目の医師ですから，その経験は医師全体から見れば少ないかもしれません。私の経験では，終末期の患者さんは，血圧が低下した後，胸郭呼吸が下顎呼吸に変わり，呼吸回数が極端に減少します。そして，血圧が測定できなくなったくらいに心拍数が低下し始めます。そして呼吸が停止し，わずかに残っていた心電図波形も平坦化します。その後，患者さんを前にして死亡確認を行います。

　下顎呼吸が始まると多くが数時間で亡くなりますが，長いケースだと翌日まで持ち越すこともあります。そのため，下顎呼吸が出始めたら，患者さんの家族にはおそらく24時間以内に亡くなるだろうが翌日まで頑張るかもしれない，という説明をすることがあります。ナースも，下顎呼吸が出現する前の重篤な血圧低下があった時点で家族を呼ぶことが多いように思います。医師もナースも抱いているイメージはそう違いはないはずです。ある報告では，下顎呼吸が始まってから死亡までは平均7.6時間，中央値2.5時間とされています（図4-2）[1]。バラつきが大きいので中央値のほうが実臨床に近いかもしれませんね。肺に浸潤があると，この死亡までの時間はもう少し長くなると考えられています（死前期に呼吸器系が優先的におかされるためでしょうか）。

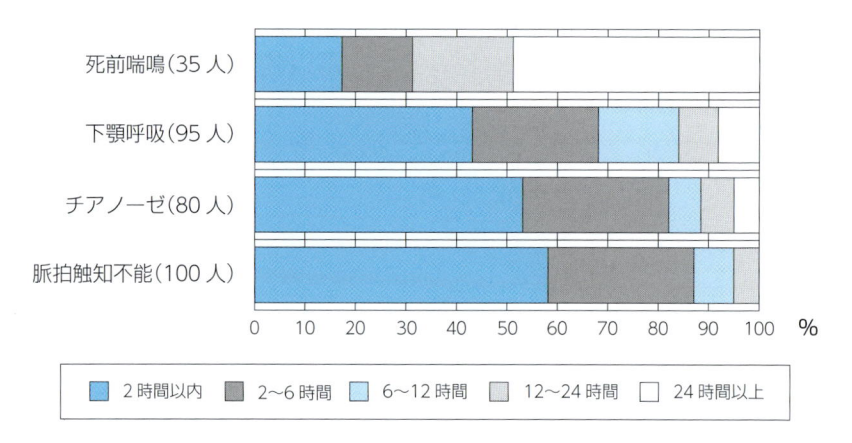

図4-2 終末期の徴候から死亡までの時間
〔Morita T, et al: A prospective study on the dying process in terminally ill cancer patients. Am J Hosp Palliat Care 15:217-222, 1998より〕

### 下顎呼吸の頻度

急性のものも含めると，心肺停止の40〜50%程度にこの呼吸が出現するのではないかと報告されています[2,3]。しかし，終末期医療の現場では，文献1)の100人の終末期患者さんの死前徴候を記した報告において下顎呼吸の頻度は95%と高率に報告されています。そのため，病棟で慢性期の患者さんの最期を看取ることが多い医療従事者は，かなりの頻度で下顎呼吸を見ていることになります。

### 下顎呼吸の意味

終末期にある患者さんの呼吸状態については，呼吸生理学的にはあまりよく分かっていません。クスマウル呼吸をみているのではないかという意見が多いのですが，それが真実かどうかも不明です。

呼吸のときに下顎は動くものの，胸郭はほとんど動いていないため，客観的にはほとんど一回換気量が確保できていないと考えられています。しかし動物実験では，一回換気量は意外にもしっかりと確保できているという報告もあります。ただ，有効な「呼吸」が行われているのかどうかはいまだに定かではありませんし，ヒトを対象にした臨床試験の踏み込めない領域でもあります。

亡くなる直前は下顎呼吸の回数も極端に低下します。そして呼吸停止がやってくると，大きなため息を一息ついて，絶命されます。なかには，大きく息を吸い込んだまま亡くなられる方もいます。最期にため息のような大きな呼吸をする患者さんとそう

でない患者さんがいますが、その差が何を意味しているのか私には皆目見当もつきません。気道を支えていた全ての筋が弛緩するためため息をついているように見えるのか、はたまたこれもクスマウル呼吸の一部分を見ているだけなのか。

**文献**

1) Morita T, et al: A prospective study on the dying process in terminally ill cancer patients. Am J Hosp Palliat Care 15:217-222, 1998
2) Clark JJ, et al: Incidence of agonal respirations in sudden cardiac arrest. Ann Emerg Med 21:1464-1467, 1992
3) Eisenberg MS: Incidence and significance of gasping or agonal respirations in cardiac arrest patients. Curr Opin Crit Care 12:204-206, 2006

---

**Column**

### 臨死体験

　終末期の患者さんが最期に一息つく瞬間、どのような世界を最期に見ているのだろうと思うことがあります。臨死体験に関する研究はあまり多くありませんが、最近興味深い報告を目にしました。ミシガン大学のBorjiginらによるラットの研究[4]では、心停止30秒後にあたかも脳が意識下にあるような特徴的な電気活動をすることが報告されています。最期の神経生理学的な反応が臨死体験を意味するのかどうか分かりませんが、走馬灯のように人生がフラッシュバックするというドラマチックな出来事が、本当に起きているのかもしれませんね。

4) Borjigin J, et al: Surge of neurophysiological coherence and connectivity in the dying brain. Proc Natl Acad Sci U S A 110:14432-14437, 2013

# 第5章
# その他の分かれ道

# 1 気管支鏡後の気胸に対して胸腔ドレナージは必要か？

担当患者さんの気管支鏡を終えて病棟に戻ってきたあなた。

　「先ほど気管支鏡で経気管支肺生検をした患者さんなんですが……」

**指導医**「どうしたんだい？」

　「気管支鏡の後の胸部レントゲン写真を見たら，気胸になってるんです！」

**指導医**「ほうほう」

　「それで，胸腔ドレーンを入れようと思っているんです」

16 Fr か 20 Fr か……，とあなたが悩んでいると指導医がこう言いました。

**指導医**「うーん，もしかしたら胸腔ドレーンは必要ないかもしれないよ？」

気胸になっているのに，胸腔ドレーンを入れなくてもよいのでしょうか。

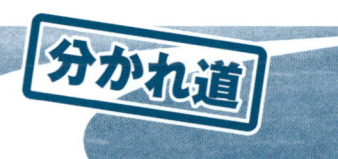

## 分かれ道

**気管支鏡の後に気胸を発症した場合，胸腔ドレナージは必要か？**

**1 気管支鏡後の気胸に対して胸腔ドレナージは必要か？**

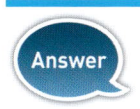

> **Answer** 気管支鏡後の気胸に対して胸腔ドレナージは不要であることが多い。

### 気管支鏡による気胸の頻度

「気胸＝胸腔ドレナージ」．これは医学生でも習うことですし，下手をすれば一般の方でも知っていることかもしれません．気胸に対して胸腔ドレナージが必要かどうか判断することは非常に難しい．呼吸器内科医の私も，年に何度も判断に迷うことがあるくらいです．

気管支鏡による気胸の合併頻度は国地域や試験デザインによって様々ですがおおむね **0.3〜1.7%程度と考えられます**[1-4]．テクニカルな原因もあると思いますが，生検をしていなくてもカメラを挿入しただけで気胸になることもあるため，患者サイドの因子も関連しているかもしれません．私も，過去に2人の気胸をつくってしまったことがあります．そのうち1例は，生検をせずに発症しています．これまでに300件以上気管支鏡を経験しているので，頻度はやはり1%未満ということになります．さて，これらの数値を参考にして，私は患者さんに「**気管支鏡による気胸の頻度は1%程度，100人に1人は起こりうる合併症である**」と説明しています．ちなみに日本の呼吸器診療にマッチしたデータでは，経気管支肺生検を受けた患者さんの0.67%は気胸を合併すると報告されています[5]．

### 気管支鏡による気胸に胸腔ドレナージは必須？

さて，その1%程度に気胸が発症した場合，どのくらいの重症度かといいますと，ほとんどが胸腔ドレーンを要さない軽度の気胸です．報告によっては胸腔ドレナージ率が高い報告もあるのですが，実は虚脱率だけでは胸腔ドレナージが必ずしも必要とは言えないのが気管支鏡後の気胸なのです．

これはどういうことかといいますと，通常の気胸というのは多くはブラに穴があいて肺が虚脱します．そのため，その穴がふさがらない限りは気胸が治らないため，胸腔ドレナージを必要とすることが多いわけです（ドレナージしながら傷がふさがるのを待つ）．一方，気管支鏡後の気胸は，物理的に肺を生検したときに穴があいたわけですが，多くは出血によって被覆されるため，胸腔ドレナージを行わなくても虚脱が進行しないことがしばしばあります．あまりに虚脱率が大きいときは胸腔ドレナージもアリかなとは思いますが，**一度脱気を試してみるのもよい**かもしれません．特に女性の場合は胸腔ドレナージで大きな傷がついてしまうのはかわいそうなので，私は気

管支鏡後に関してはまず脱気を試しています。

脱気は，点滴で使用するカテーテル（サーフロー，インサイト，スーパーキャスなど）を胸腔に留置し，三方括栓を使って，手動で胸腔の空気を外に出します（**図 5-1**）。この際，外気が胸腔に入らないように注意してください。肺についた傷口が出血でふさがっておれば，脱気だけで気胸は完治します。ただし，**脱気だけで「ヨシッ」と判断して，夜を迎えないようにしてください**。夜に虚脱が進行すれば，寝ている間に緊張性気胸になってしまうこともあります。必ず，脱気後にその日のうちに虚脱が進行しないことを確認してください。また，翌日は必ず朝一番に胸部レントゲン写真を撮影してください。

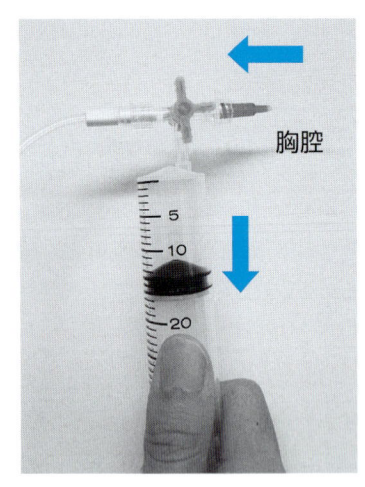

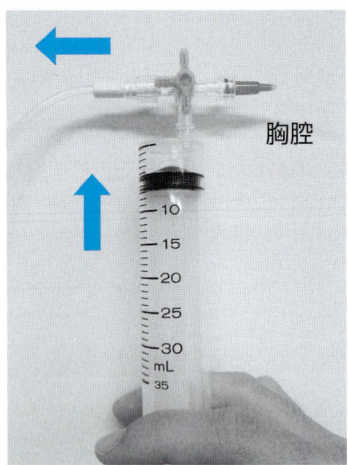

図 5-1　気胸に対する脱気の例

## 気管支鏡の気胸の同定は，検査直後の撮影でよいか？

気管支鏡の後すぐに胸部レントゲン写真を撮影しても，気胸を発症している患者さんは症状を呈するだろうから，そもそも撮影なんて要らないのではという意見もあります[6]。ただ，日本の呼吸器診療では胸部レントゲン写真を撮影しなくてもよいという風潮はなく，法的な観点からも処置後の胸部レントゲン写真は必須と考えられます。気管支鏡後すぐでも 30 分〜1 時間後でもいつ撮影してもよいと思います。

## Message

気管支鏡後に 1% 程度は気胸を合併する。
軽度の気胸であることが多いので，胸腔ドレナージではなく脱気の可能性を模索する。

### 文献

1) Stather DR, et al: Trainee impact on procedural complications: an analysis of 967 consecutive flexible bronchoscopy procedures in an interventional pulmonology practice. Respiration 85:422-428, 2013
2) Tukey MH, et al: Population-based estimates of transbronchial lung biopsy utilization and complications. Respir Med 106:1559-1565, 2012
3) Colt HG, et al: Hospital charges attributable to bronchoscopy-related complications in outpatients. Respiration 68:67-72, 2001
4) Sinha S, et al: Bronchoscopy in adults at a tertiary care centre: indications and complications. J Indian Med Assoc 102:152-154, 2004
5) Asano F, et al: Deaths and complications associated with respiratory endoscopy: a survey by the Japan Society for Respiratory Endoscopy in 2010. Respirology 17:478-485, 2012
6) Milam MG, et al: Immediate chest roentgenography following fiberoptic bronchoscopy. Chest 96:477-479, 1989

# 2 胸水は全部抜く？

68歳男性。右の大量胸水のために入院となりました。呼吸困難感が強く，胸水検査を実施するとともに症状緩和のための胸腔ドレナージも実施したいと考えています。

　　「じゃあ，胸腔ドレーンを挿入して，排液を全部検査に出してみます」

**指導医**「ちょっと待った，胸水は全部抜いてしまうのかい？」

　　「えっ？」

再膨張性肺水腫を予防する意味でも，一気にドレナージするのはよくありません。しかし指導医の思惑はどうやら別のところにありそうです。

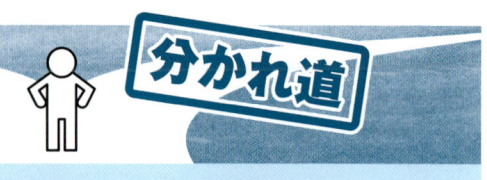

**分かれ道**

胸水検査の際，胸腔ドレナージで胸水を全部抜く？　残す？

## Answer 後々必要になることもあるため，少し残しておくべきである。

### 胸水を抜いてしまうと増えないこともある

　少しマニアックなテーマですが，実は非常に大事なことです。私たち呼吸器内科医は，「**胸水の精査をお願いします**」と紹介されることがしばしばあります。しかし，紹介された患者さんの胸部レントゲン写真を撮影してみると胸水がほとんどない！ しかも全く抜けるスペースもない！ ということが時にあります。これはなぜかと言うと，前医で全部抜かれてしまっているからなんです。抜いたはいいけど，診断がつかなかった。だから大きな病院でしっかり調べてください，ということです。

　長年かけてゆっくり貯留したような胸水は，抜いた後に一朝一夕でたまるものではありません。たとえば，良性石綿胸水，結核性胸膜炎，悪性度の低い腫瘍では，胸水の貯留速度がとてつもなく遅いことがあるのです。そのため，たとえ症状緩和目的であったとしても，胸水を全部抜いてしまうと手がかりがなくなってしまうこともしばしばです。

　**図5-2**は胸水の精査目的に紹介された患者さんのCTです。紹介されてから，悪性胸膜中皮腫の診断がつくまでついに一度も胸水が貯留することはありませんでした。この患者さんは，外科的肺生検によって診断がつけられました。もちろん悪性胸膜中皮腫が胸水検査のみで診断がつくことはまずありませんが，抜いた後に胸水が二度とたまらない症例もあるため，専門施設に紹介する可能性があるときは，必ず胸水を残すよう心がけましょう。

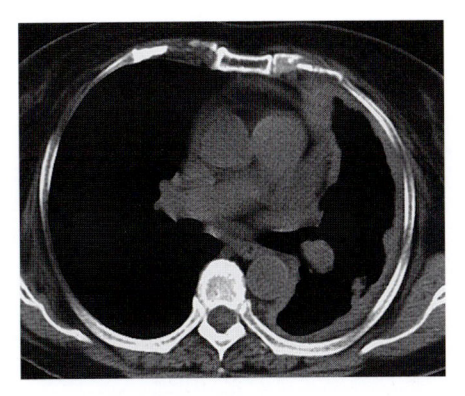

図5-2　胸水の精査目的に当院に紹介された，左悪性胸膜中皮腫のCT画像
　　　（すでに胸水はほとんど残っていない）

## 胸腔ドレナージではなく，エラスター針でスポットドレナージを

　呼吸困難感が強いと，胸腔ドレーンを使って早く抜いて楽にしてあげたいと思うかもしれません。しかしちょっと待ってください。症状緩和目的であれば，別に胸腔ドレーンでなくとも，エラスター針で 1,000 mL くらいドレナージすれば問題ありません。わざわざ胸腔ドレーンを入れる理由にはなりません。3～4 L は確実にたまっているような場合に胸腔ドレーンを挿入することは私もありますが，診断がついていないケースではやはり胸腔ドレーンよりもエラスター針などでスポットドレナージを行うべきだと考えます。胸腔ドレーンでドレナージを行うと，排水溝よろしく胸水が全部出ていってしまうのです。

　ただし，胸腔穿刺で膿のような液体が得られれば，早期に胸腔ドレーンによるドレナージを行うべきだと考えます。膿胸はドレナージしなければ治らないからです。

　なお，一気にドレナージすると再膨張性肺水腫を惹起してしまうおそれがあるので，1 回 1,000～1,500 mL くらいにとどめたほうが無難です。個人的にはドレナージ"量"ではなく，ドレナージ"圧"が肺水腫発症の規定因子だと思っていますが。

> ### Message
> 胸水の精査が必要な症例では，1 回目の胸水検査のときに全部ドレナージしてしまわないよう心がける。

# 3 穿刺困難な少量胸水を抜くテクニック

左胸水の精査目的で紹介になった55歳女性。胸部レントゲン写真ではわずかに肋骨横隔膜角がdullになっているものの，胸水貯留と一発診断できるほどは貯留していません。超音波をあてても，背側の横隔膜上にわずかに胸水が確認できる程度です。

　　「こんな少ない胸水じゃ，胸水穿刺は難しいですね。他の診断法を考えましょうか？」

**指導医**「いや，諦めなくてもいいかもしれないよ」

　　「えっ？」

そう言うと指導医は横隔膜上にエコーをあてながら患者さんに吸気・呼気の指示を出し始めました。
果たして指導医の思惑とは？

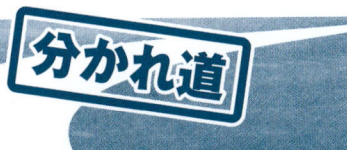

## 分かれ道

**穿刺困難胸水の胸水検査を行う方法はある？**

> **Answer** エコーガイド下で少量だけ抜くことも可能。

#### 穿刺困難胸水とは

　胸水が大量に存在して，症状緩和と検査両方を同時に考えるときはエラスター針，長期留置の予定があるならアスピレーションキットあるいは胸腔ドレーンを用いることが一般的です．穿刺困難胸水を抜かなければならない状況というのは，ほとんど遭遇しません（そもそもが穿刺適応外）．しかし，"穿刺困難"というのは主観が入る言葉であり，個々の医師によってその閾値はまちまちです．

　本項では個人的な穿刺困難胸水の穿刺法をご紹介したいと思います（**医学的にはこの方法は推奨されません．この記載に基づいて個々の患者さんに適応されないよう，ご注意ください**）．

#### 体位

　胸水は基本的に横隔膜ドームの背側に貯留することが多いため少量胸水の場合，坐位で背側から穿刺するのがベストです（図 5-3）．もちろん，エコーでフリースペースの確認が必要です．

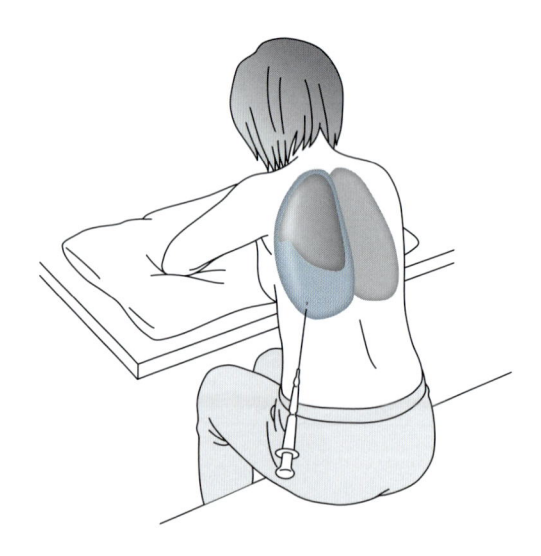

図 5-3　胸腔穿刺時の体位

## 3 穿刺困難な少量胸水を抜くテクニック

### 局所麻酔の省略

　手技は1回穿刺のみで済むため，麻酔を行わずに穿刺することも可能です。細い針の1回の胸水穿刺で手技が終わる確率が高いときは，個人的には局所麻酔を省略することもあります（もちろん本人に説明と同意を得たうえで）。多くの成書は「一度胸膜を貫通し，その後壁側胸膜まで引いて麻酔をせよ」と書いていますが，結局のところ麻酔しようがしまいが少なくとも一度は胸膜痛を経験します。麻酔時の胸膜痛と，1回穿刺の胸膜痛に顕著な差があるとは個人的には思っていません。
※誤解のないよう付け加えますが，基本的には局所麻酔をする手技であることは言うまでもありません。

### 手技

　基本的に末梢静脈点滴用カニューレ（サーフロー／スーパーキャス／インサイト）を使用し穿刺します。24Gでは胸腔まで届かないことがあるので，22Gを使用するほうがよいです。エコーガイド下で胸水が一番多い部位を同定し，針先が胸腔を通り越した時点で内筒を収納し，外筒から胸水を吸引します。**図 5-4** のように，肺と横隔膜の間に楔形のエコーフリースペースを探します。可能であれば，呼気吸気ともにエコーフリースペースが変動しないエリアを選択すべきです。

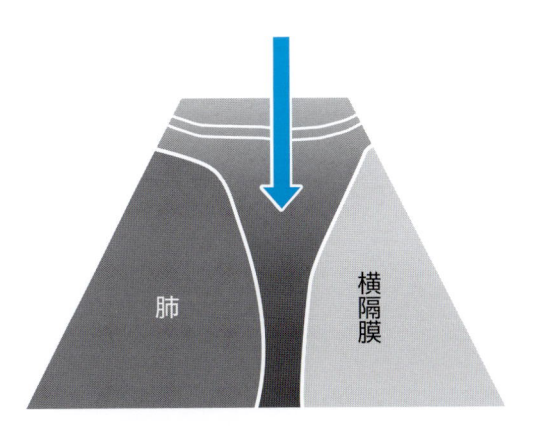

**図 5-4　穿刺困難胸水における穿刺部位**（エコー画像）

　穿刺はエコーを使用したままのほうがよいでしょう。エコーでは針先が白い点として描出されるため，これが肺や横隔膜に到達しないよう注意する必要があります。
　胸水は10 mLあればオーダーしたい検査の多くが提出できます。もし処置中に胸水が引けなくなった場合，深追いせずに処置を終了するほうがよいでしょう。

## 合併症

　胸腔穿刺による全体的な気胸合併率は 6.0% とされており，そのうち 34.1% にドレーン挿入を必要としたとの報告があります[1]。超音波検査を使用することで，気胸リスクを有意に減らすことができますが（オッズ比 0.3，95% 信頼区間 0.2～0.7），穿刺困難胸水ではリスクは格段に高いことを施行医は認識しておかねばなりません。また患者さんにもその合併症を細かく説明し，納得と同意を得ておく必要があります。

---

### Message

穿刺困難胸水であってもエコーガイド下で少量穿刺することが可能である。
その際，坐位で横隔膜と肺の間に穿刺可能なエコーフリースペースを探す。

---

**文献**

1) Gordon CE, et al: Pneumothorax following thoracentesis: a systematic review and meta-analysis. Arch Intern Med 170:332-339, 2010

# 4 高齢者でQFTは役に立つのか？

81歳男性。胸水の精査目的で紹介になった。これまで結核に罹患した既往はない（本人談）。入院後胸水検査を行ったところ，リンパ球比率とアデノシンデアミナーゼ（ADA）が上昇しており結核性胸膜炎を疑った。

　「先生，クオンティフェロン（QFT）が陽性だそうです！ADAもリンパ球比率も少し高めですし，診断は結核性胸膜炎ですね！」

指導医「いや，そう決めつけるのは早いかもしれないよ」

　「えっ？」

指導医「特にQFTの解釈についてはね」

結核性胸膜炎の特徴を全て有しているように見えますが，QFTの解釈に誤解があるのかもしれません。

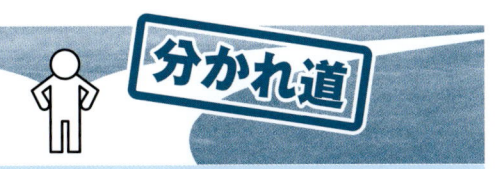

## 分かれ道

### QFTが役に立たないこともあるのか？

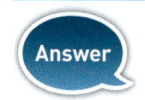

**Answer** 高齢者のQFTは若年者より解釈が難しい。

### 日本の高齢者は結核既感染者が多い

　日本は先進国ながら，アメリカのおよそ4倍の結核罹患率の結核中蔓延国です。大阪の一部の地域はアフリカ諸国並みの結核罹患率であり，大阪府南部にある当院にも多数の結核患者さんが紹介されてきます。それでも昔の日本に比べると結核の頻度はずいぶん減ったものです。

　さて，日本における高齢の結核患者さんのほとんどは結核菌の既感染者です。高齢者全体でどのくらいの既感染率があるかと言いますと，**80歳以上では80%以上が感染者**と言われています（**図5-5**）[1]。10人に8人が結核を発病していたかというとそういうわけではありません。感染しても，発病するのは約10%と言われています。つまり，多くの高齢者は結核の封じ込めに成功しているということです。運悪く発症してしまった高齢者の患者さんは，おそらく若い頃に感染した結核菌があたかも冬眠したかのような状態で体内に残り，何十年も経過した後に糖尿病やがんなどの免疫不全によって，菌が再活性化することが原因と考えられます。ただし，なかには最近感染したフレッシュな事例も存在するのは確かです[2]。

　理論的には，高齢者の80%がQFT陽性ということになります。しかし，**図1**にもあるように高齢者のデータ（介護施設入所者）では，高齢になればなるほどQFT陽性率が低下しています。これは，加齢によって免疫応答が低下することが原因ではないかと考えられています。

　よって，以下のようなことが言えます。

・高齢者でQFT陽性の場合
　① 現在の活動性結核感染を反映している可能性
　② 過去の結核既感染を反映している可能性
・高齢者でQFT陰性の場合
　① 結核既感染だが，免疫応答の低下による陰性を反映している可能性
　② 結核に罹患したことがない

　高齢者のQFTで評価できるポイントはあまり偽陽性が存在しないという点です〔ただし呼吸器内科では一部の非結核性抗酸菌で陽性になることが知られています（*Mycobacterium kansasii*, *M. marinum*, *M. szulgai*など）〕。結核菌感染の時期は

不明ですが，特異度はまあまあ高いと考えてよいです。またQFT陰性の場合，活動性結核あるいは再発リスクの可能性は低いとされています。しかし，**図5-5**にも示したようにかなりの数の偽陰性が存在する可能性があります[2]。また，後期高齢者では活動性結核であっても陽性率が低下するという報告もあります[3]。さらにまとめると，以下のようなことが言えます。

> 1. 高齢者QFT陽性＝過去から現在までのどこかで結核菌におそらく感染している（多くは過去）
> 2. 高齢者QFT陰性＝現時点ではおそらく"活動性"結核を発病していない（ただし後期高齢者は例外）

一言で言えば「高齢者のQFTはそこまでアテにできない」ということです。

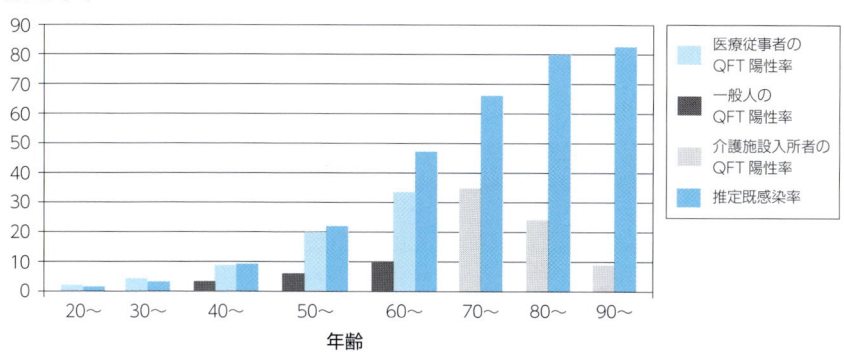

**図5-5 年齢別のQFT陽性率**

〔Mori T, et al: Waning of the specific interferon-gamma response after years of tuberculosis infection. Int J Tuberc Lung Dis 11:1021-1025, 2007 より〕

### 若年者のQFT

若年者の場合はどうかと言いますと，これはシンプルに考えてよいです。20～30歳の一般人は，基本的に日本では結核に罹患していないもの，と考えられます（推定感染率3%以下）。しかも，免疫応答も十分ある健康な人がほとんどですから，「QFT陽性＝結核に感染，QFT陰性＝結核は考えにくい」というシンプルな理解でおおむねOKです。ただし，高齢者と同様に，QFTが陽性というだけで潜在性結核感染症（LTBI）か活動性結核かを判断することはできませんので，喀痰検査や胃液検査と

いった微生物学的な検索は欠かせません。

> ## Message
> 
> 高齢者のQFTが陰性ならば，活動性結核は否定的である。ただし偽陰性は想定よりも多いかもしれない。
> 高齢者のQFTが陽性であっても，既感染を反映しているだけで活動性かどうかの判断はできない。

---

指導医に言われ，肺内に結核を示唆する陰影がないかどうか，また喀痰や胃液から菌が検出されていないか調べました。その結果，現時点では活動性肺結核を疑う所見はなさそうです。

　「例の患者さん，局所麻酔下胸腔鏡で胸膜生検を行ったところ，上皮型の悪性胸膜中皮腫であることが分かりました。QFT陽性にあやうく騙されるところでした」

**指導医**「高齢者の場合，若年者と違ってQFTが陽性になってもあまり役に立たないんだ」

---

**文献**
1) Mori T, et al: Waning of the specific interferon-gamma response after years of tuberculosis infection. Int J Tuberc Lung Dis 11:1021-1025, 2007
2) 瀬戸順次, 他：結核低蔓延地域における網羅的な結核菌反復配列多型（VNTR）分析の有用性. 結核 88: 535-542, 2013
3) 豊田恵美子, 他：高齢者結核の臨床的検討. 結核 85:655-660, 2010

# 5 ステロイドを投与時に QFT 陽性ならば，全例 LTBI の治療適応か？

57歳男性。膠原病の治療でプレドニン®を使用することになりましたが，投与期間が長期に及ぶ可能性があり QFT が調べられました。その結果，QFT が陽性でした。

> 「QFT が陽性で，潜在性結核感染症(LTBI)と考えられます。これはイソニアジドによる治療が必要ですね」

指導医「うーん，難しいね」

> 「えっ？ QFT 陽性だから LTBI ですよね？」

指導医「患者さんに聞かなきゃいけないことがあるね」

果たしてこの患者さんは LTBI の治療適応にあるのでしょうか。

## 分かれ道

**ステロイド投与前に QFT 陽性と判明すれば全例 LTBI の治療適応か？**

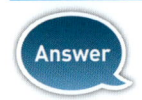

> **Answer** 過去の治療歴とステロイドの量による。

### はじめに

　LTBI の治療対象は，結核菌に感染していて発病リスクがかなり高く，治療をした場合の有益性が副作用を上回ると考えられる患者さんです[1]。LTBI には診断基準はなく，総合的な臨床判断となります（LTBI かどうか迷う場合は保健所に相談するべきです）。感染・発病のリスク（本症例の場合はステロイドの使用量・期間），QFT の解釈（201〜204 ページに書いたように全ての患者さんで信頼できるわけではありません），画像検査（活動性・陳旧性肺結核の像はないかチェック），発病した場合の周囲への影響，イソニアジドの内服に耐えられるかどうか，コンプライアンスの維持，などを加味して判断します。

### まずは治療歴を聞く

　結核は，胸部レントゲン写真上でたとえ治癒所見があっても結核の化学療法の既往がない場合には，ただの既感染というわけではなく発病リスクが高い状態と考えられます。そのため，治療歴がない QFT 陽性の患者さんは発病リスクが少し高い状態と考えてください。

　そのため，明らかに治療歴がない患者さんについてはステロイド投与時には LTBI としての治療が必要になります。ただし，しっかりと標準治療が導入されていることが分かっていれば，そもそも LTBI の治療適応にはなりません。多くの高齢者の患者さんは過去の結核治療歴があやふやなので，ステロイド導入時には LTBI の治療適応になることが多いと考えてよいでしょう。

### ステロイドの量

　ステロイドは患者さんによって使用量がまちまちです。また投与期間も一定していません。そのため，厳格な基準は明記できません。ただ，ステロイドの投与がどのくらい発病リスクを上げるかというデータが参考になります。

　たとえば，日本結核病学会の指針では **1 日あたりプレドニン® 15 mg 以上の場合発病リスク（リスクファクターのない人との相対危険度）は 7.7（95% 信頼区間 2.8〜21.4）** と記載されています[1]。15 mg 以下では 2.8（95% 信頼区間 1.0〜7.9）です（**表 5-1**）[1]。

**5** ステロイドを投与時に QFT 陽性ならば，全例 LTBI の治療適応か？

### 表 5-1 感染者中の活動性結核発病リスク要因

| 対　　象 | 発病リスク* | 勧告レベル | 備　　考 |
|---|---|---|---|
| HIV/AIDS | 50〜170 | A | |
| 臓器移植（免疫抑制剤使用） | 20〜74 | A | 移植前の LTBI 治療が望ましい |
| 珪肺 | 30 | A | 患者が高齢化しており，注意が必要 |
| 慢性腎不全による血液透析 | 10〜25 | A | 高齢者の場合には慎重に検討 |
| 最近の結核感染（2 年以内） | 15 | A | 接触者健診での陽性者 |
| 胸部 X 線画像で線維結節影（未治療の陳旧性結核病変） | 6〜19 | A | 高齢者の場合には慎重に検討 |
| 生物学的製剤使用 | 4.0 | A | 発病リスクは薬剤によって異なる |
| 副腎皮質ステロイド（経口）使用 | 2.8〜7.7 | B | 用量が大きく，リスクが高い場合には検討 |
| 副腎皮質ステロイド（吸入）使用 | 2.0 | B | 高用量の場合は発病リスクが高くなる |
| その他の免疫抑制剤使用 | 2〜3 | B | |
| コントロール不良の糖尿病 | 1.5〜3.6 | B | コントロール良好であればリスクは高くない |
| 低体重 | 2〜3 | B | |
| 喫煙 | 1.5〜3 | B | |
| 胃切除 | 2〜5 | B | |
| 医療従事者 | 3〜4 | C | 最近の感染が疑われる場合には実施 |

*発病リスクはリスク要因のない人との相対危険度

勧告レベル
A：積極的に LTBI の治療を行う
B：リスク要因が重複した場合に，LTBI 治療の検討を行う
C：直ちに治療の考慮は不要

〔日本結核病学会予防委員会・治療委員会：潜在性結核感染症治療指針. 結核 88:497-512, 2013 より〕

これは 2006 年にマサチューセッツ州で行われた症例対象研究に基づいており，この論文ではステロイドの現行投与（用量は問わず）による結核発病のオッズ比は 4.9（95％ 信頼区間 2.9〜8.3）と記載されています[2]。なお，米国疾病管理予防センター（CDC）では 1 日あたりプレドニン®15 mg 以上，また投与期間 1 か月以上はリスクが高いと明記しています[3]。

### 実際の治療

以上をまとめると，現時点では日本結核病学会の指針に従い，**明らかな結核治療歴がない QFT 陽性の患者さんに対して，1 日あたりプレドニン®15 mg 以上を使用する場合には，イソニアジドによる LTBI の治療を行ったほうがよい**と考えられます。なお，イソニアジドは以下の用量で処方します。

**イソニアジド（イスコチン®）　1 日あたり 5 mg/kg　6 か月または 9 か月**

たとえば，体重 40 kg の人であればイスコチン®錠(100 mg)を 2 錠分 1 朝で 6 か月または 9 か月処方します。体重が 100 kg の人は 500 mg 飲むわけではなく，最大投与量は 300 mg/ 日と決められていますので注意してください。なお，イスコチンを 6 か月飲みきっても，結核の発病予防効果は 100% ではなく，60〜90% とされています[4,5]。LTBI の治療って実はそんなものです。

　LTBI の治療を開始するときは以下の点に気をつけてください。

① 治療開始時に，「結核発生届」と「感染症予防法第 37 条の 2 に係る医療費公費負担申請」の書類を 2 通書いて保健所に提出する。

　LTBI って結核じゃないじゃん！と思われる方もいるかもしれませんが，基本的に結核と名のつく疾患で抗結核薬を処方するときは全例提出すべきです。ただし，非結核性抗酸菌症や人工関節の感染症などで抗結核薬を用いるときは，こうした書類は不要です。

② 肝機能障害を定期的にフォローアップする

　処方したらほったらかしというわけではなく，肝機能障害を定期的にフォローアップしてください。決まりはありませんが，最初の 1 か月は 1〜2 週間ごと，後半は 1〜2 か月ごとくらいでよいと思います。LTBI に対するイスコチン®は，2011 年の臨床試験で肝機能障害が 2.7% と報告されています[6]。これって結構多いですよね。そのため，トランスアミナーゼが 200 を超えないように注意してください。200 を超えなければ慎重に投与を続けますが，200 を超えればイスコチン®は中止です。

　その場合リファンピシンを 4 か月または 6 か月投与するレジメンも推奨されているので，そちらを用います。ただ，イスコチン®単独よりも推奨度は低いです[1]。リファンピシンは以下の用量で処方します。

> リファンピシン　1 日あたり 10 mg/kg　　4 か月または 6 か月

　これも最大用量が 600 mg/ 日と定められていますので注意してください。

③ 喀痰検査や胸部レントゲン写真も行う

　LTBI だ！じゃあイスコチン®だ！と油断していると，いつの間にか胸部レントゲン写真に結核の陰影が……ということもありえますので，喀痰検査と胸部レントゲン写真はせめて治療前と後には行うようにします。

**5** ステロイドを投与時に QFT 陽性ならば，全例 LTBI の治療適応か？

> ## Message
>
> 明らかな結核治療歴がない QFT 陽性の患者さんに対して，1 日あたりプレドニン®15 mg 以上を使用する場合には，イソニアジドによる LTBI の治療を行ったほうがよい。この治療は 6 か月または 9 か月行うが，肝機能障害に注意する。

### 文献

1) 日本結核病学会予防委員会・治療委員会：潜在性結核感染症治療指針. 結核 88:497-512, 2013
2) Jick SS, et al: Glucocorticoid use, other associated factors, and the risk of tuberculosis. Arthritis Rheum 55:19-26, 2006
3) Centers for Disease Control and Prevention: Targeted tuberculin testing and treatment of latent tuberculosis infection. MMWR Recomm Rep 49 (No. RR-6) : 1-51, 2000
4) Jasmer RM, et al: Clinical practice. Latent tuberculosis infection. N Engl J Med 347:1860-1866, 2002
5) Smieja MJ, et al: Isoniazid for preventing tuberculosis in non-HIV infected persons. Cochrane Database Syst Rev:CD001363, 2000
6) Sterling TR, et al: Three months of rifapentine and isoniazid for latent tuberculosis infection. N Engl J Med 365:2155-2166, 2011

# 6 スリガラス影と網状影，どっち？

胸部 HRCT で NSIP パターンがみられ（**図 5-6**），外科的肺生検でも組織学的に NSIP と診断された 65 歳男性がいました。

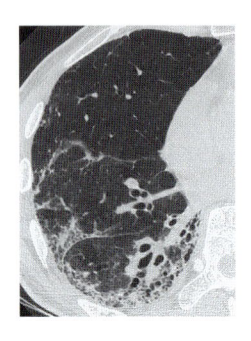

図 5-6　NSIP パターン

指導医「胸部 HRCT を読影してみようか」
　　　「えーと，胸膜直下優位に，網状影がみられています。あれ？　スリガラス影かな？」
指導医「どっちだろう？」
　　　「いつもこういうときに迷うんですけど，スリガラス影と網状影のどちらを言えばいいんですか？」

**分かれ道**

**胸部 HRCT で
スリガラス影と網状影で迷ったときは？**

# 6 スリガラス影と網状影，どっち？

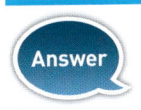

> **Answer** どちらも正しい。用語の次元がそれぞれ違う。

## スリガラス影（ground-glass opacity）

くもり硝子の向うは〜といえば「ルビーの指環」の歌詞が思い出されますが，呼吸器内科医にとっては曇りガラスよりもスリガラスのほうに親しみがあるもの。すりガラス影，スリガラス影，磨りガラス影，磨り硝子影，いろいろ表記法があります。個人的には，**スリガラス影**と全てカタカナ表記にしているのですが，実はこれ，書籍によってバラバラなんです。本来の日本語の意味から考えるなら，すりガラス影という平仮名カタカナ交じりあるいは磨りガラス影という漢字カタカナ交じりの表記法が正しいものなのでしょうが。

Wikipedia によれば，磨りガラス（すりがらす）は表面に微細な凹凸をつけたガラスのことです。製造方法としては，金剛砂などで擦る方法と，薬品でエッチングする方法があるそうです。なるほど，光が分散させているわけですね。白熱灯の表面が磨りガラスでできている理由はここにあるようですね。

ground glass opacity の ground と glass の間には，形容詞的に「－（ハイフン）」を入れるのが通例になっており，Fleischner Society の定義[1]でも **ground-glass opacity** と記載されています。私たちは，これを略して GGO（ジージーオー）と呼んでいます。GGO は形態的な記述ではなく，純粋に濃度によって定義されています。スリガラス影は，背景の肺野の構造物である血管などが透見できないという意味の胸部レントゲン・CT 用語です。1940 年代にはすでに使用されており，果たしてだれが最初に胸部画像所見に正式に応用したのか調べても分かりませんでした。現在の国際的な定義は，前述のように Fleischner Society がよく参照されています[1]。

スリガラス影は陰影の濃度に焦点を当てた用語ですので，濃度の濃い浸潤影（consolidation：コンソリデーション）としばしば対比されます（図 5-7）。

## 網状影（reticular pattern）

網状影はその名の通り，網目状に見える CT 所見のことですが，小葉間隔壁肥厚，小葉内線，蜂巣肺などを総称して呼ぶ形態的な用語です。網目状に見えるということ以上の深い意味はありませんし，Fleischner Society でもそのように記載されています[1]。呼吸器内科領域では，慢性間質性肺疾患でよく目にします。

図 5-7　スリガラス影とコンソリデーション

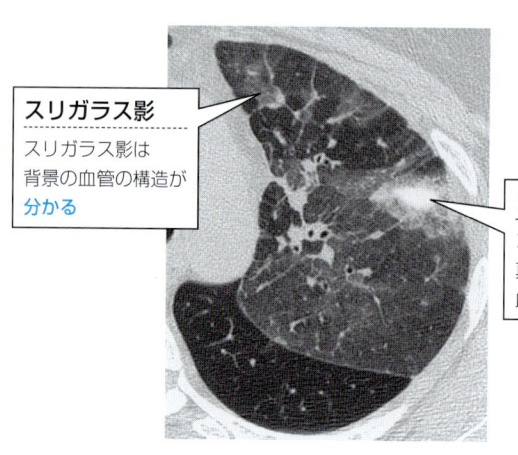

### 濃度と形態

　スリガラス影が時に網状影（reticular pattern，reticulation）や線状影（linear opacity，parenchymal band）と土俵を同じくして比較されることがあります。本来，網状影や線状影は**形態を表した言葉**であり，濃度について定義上は問うていません。そのため，「これはスリガラス影ではなく網状影である」という言葉は厳密には正しい言い方ではないと個人的に思います。陰影の集合体が線のように見えれば線状影であり，網目のように見えれば網状影と呼びます。これはもはや**主観の世界**です。網状影だと言う医師がいる一方で，いやこれは粒状影だと言う医師もいるかもしれません。私は，別にそれでいいと思っています。画像所見を言葉にするのは所詮人間ですから，100％正解なんてありません。スリガラス影や浸潤影といった用語と比べると，網状影や線状影といった用語の観察者間一致率は極めて低いと思います。日常臨床で大事なのは，画像所見を相手に伝えることです。厳密な定義に基づいて，そうであるかないかを論じることには大きな意味はありません。「蜂巣肺である・蜂巣でない」「牽引性気管支拡張である・牽引性気管支拡張でない」といった議論は，線維化の進んだ肺かどうかをパターン認識で論じているに過ぎません。自分が蜂巣肺だと思えばそれで構わないし，蜂巣肺でないと思えばそれで構わないと思っています（異論のあるドクターもいると思いますが，個人的な意見です）。双方とも，頭に思い浮かべている診断と治療が大差ないのであれば，画像所見の定義の話をしても仕方がありません。もちろん，特定疾患の申請や抗線維化剤の適応などを吟味するうえで，パターン認識は否応なしに必要という実情もありますが。

結節影や腫瘤影も当然ながら濃度として浸潤影になることが多いため，敢えて濃度について言及することはありません。しかし結節影の中にはスリガラス濃度を呈するものもあり，これは **ground-glass nodule（GGN）** と呼んでいます。

| 陰影の濃度を表した語句 | 陰影の形態を表した語句 |
|---|---|
| スリガラス影（GGO） | 網状影，線状影，索状影，粒状影， |
| 浸潤影（コンソリデーション） | 結節影，腫瘤影，嚢胞，空洞，など |

　肺がんや肺クリプトコッカス症のように明らかな結節影や腫瘤が肺野にある場合，それは"**慣習的に**"浸潤影とは呼びません。肺結核の粒状影や空洞壁の濃度は浸潤影と同じですが，これも"**慣習的に**"浸潤影とは呼びません。明らかな結節影などの形態的特徴が存在する場合，メジャー所見としては形態を先んじて述べるべきだという暗黙のルールがあります。

　crazy-paving appearance のように複雑な陰影を呈する場合，メジャーな所見を網状影と考えるかスリガラス影と考えるか迷うと思います。複雑な所見の場合，どちらかの用語を選ばねばならないというわけではありません。それは両方メジャーなのです。

　形態的特徴があやふやなケースでは，濃度が優先的に所見として述べられます。浸潤性粘液腺がん（昔の mucinous BAC）という疾患がありますが，非常に多彩な陰影を呈します。そういったときは，「散在性」「びまん性」「上葉優位」などの言葉を使って相手に分かりやすく伝わるよう説明すればいいと思います。どれだけ形容詞をつけても蛇足にはなりません。

### おわりに

　長々と述べましたが，結局のところ「相手に画像所見を伝えること」と「臨床試験で画像所見を分類するうえで定義が必要」という2点において，画像所見の正否に関する議論が勃発するのだろうと思います。私も研修医の頃は「えーとえーと，これは浸潤影で……モゴモゴ」などと言っていましたが，別に文学的表現を用いてもいいので，相手に伝わるよう画像所見を言うことが大事なのかな，と最近年寄りじみたことを思うようになりました。その昔，「石綿曝露の既往があり，胸部 CT で**胸膜直下を這うような雷みたいなビリビリした細い陰影が見えます**」とカンファレンスで言った研修医がいました。他の医師には笑われていましたが，私の頭には鮮明に subpleural curvilinear shadow(図 5-8)が思い浮かびました．同時に，研修医のそういったメディカル・リテラシーとも呼べる資質をバカにしてはいけないと反省しました．そして，意外にもこういった文学的表現のほうが読影に向いているのです．だからこそ，蜂巣肺(honeycomb lung)，tree-in-bud pattern，crazy-paving appearance といった医学用語が現代に残っているのでしょう．

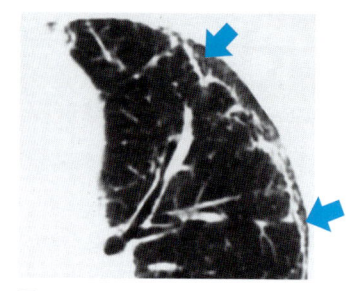

図 5-8　subpleural curvilinear shadow

> ### Message
> 濃度を表す用語と形態学的な用語のどちらが正しいかという問いに答えはない．
> そのため，医師によって意見が異なることもしばしばある．
> 疾患によっては慣習的に用いる言葉が定型化されていることがある．

「じゃあ，網状影という人もいれば，スリガラス影という人もいるということですね」

指導医「葉レベルの形態を俯瞰したときには網状影，じーっと近づいて濃度に注目するならスリガラス影といった感じで考えてもよいと思うよ」

**6** スリガラス影と網状影，どっち？

### 文献

1) Hansell DM, et al: Fleischner Society: glossary of terms for thoracic imaging. Radiology 246:697-722, 2008

---

### Column

## Subpleural curvilinear shadow

胸部画像の本にも掲載されていないこともあるマイナーなサインですが，胸膜に平行に走行する曲線状の構造のことです。胸膜から 1 cm 以内にみられることが多く，石綿，特発性肺線維症，膠原病関連間質性肺疾患，うっ血性心不全などで観察されます[2,3]。

2) Yoshimura H, et al: Pulmonary asbestosis: CT study of subpleural curvilinear shadow. Work in progress. Radiology 158:653-658, 1986
3) Arai K, et al : Transient subpleural curvilinear shadow caused by pulmonary congestion. J Comput Assist Tomogr 14:87-88, 1990

# 7 消えない緑膿菌

56歳女性。両肺の気管支拡張症で通院中です。緑膿菌性肺炎をこれまでに4回繰り返しています。耐性化はないものの，喀痰中に緑膿菌が絶えずコロナイゼーションしている状態です。Gram染色でも毎回緑膿菌が起因菌と考えられています。患者さんも外来を受診するたびに痩せてきています。

「これまで緑膿菌をターゲットに何度も抗菌薬治療されていますが，退院するとまたすぐに発熱と喀痰が悪化するらしく，緑膿菌に悩まされているんです」

指導医「そうだね，厳しい症例だね」

「こういうときは，一体どうすればいいのでしょう？　なんとかQOLを向上させたいのですが……」

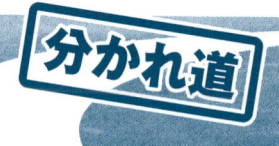

## 分かれ道

喀痰から緑膿菌がずっと検出されている気管支拡張症に打つ手はあるか？

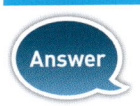

**Answer　現時点では根本的対策に乏しい。**

## びまん性汎細気管支炎（DPB），気管支拡張症の緑膿菌

　DPB，気管支拡張症の患者さんには緑膿菌がコロナイゼーションしやすく，重篤な喀痰症状とともに何度も緑膿菌性肺炎を繰り返す人がいます。私たち呼吸器内科医にとって，なかなか勝てないやっかいな敵でもあります。緑膿菌が気道に存在するだけで患者さんのQOLや呼吸機能の低下を招くため[1,2]，できるだけ根絶したいと思っています。

　コロナイゼーションのみならそこまで問題にならないのですが，何度も緑膿菌性肺炎を繰り返すと，診ているこちらもツラくなってきます。

## 吸入抗菌薬

　現時点で緑膿菌性肺炎の再発をなんとか予防しましょう，と銘打っている治療はほとんどなく，唯一期待されるのは吸入抗菌薬です。

　最も効果があると考えられているのはトブラマイシン吸入療法です[3,4]。気道にコロナイゼーションしている緑膿菌の濃度を減少させる効果があり，日本ではトービイ®は嚢胞性線維症の患者さんに保険適用が通っています。残念ながら，DPBや通常の気管支拡張症に対しては保険適用が通っていません。吸入例を提示します。トブラマイシンは1日600 mg使用します。いずれにしてもネブライザーの機械が必要になり，自宅では簡単には導入できません。

```
｛トブラシン®（60 mg/1.5 mL）　7.5 mL
　生理的食塩液 3〜5 mL　　　　　　　1日2回吸入

　トービイ®　1回300 mg（5 mL）　　　1日2回　吸入

　いずれも28日間の継続吸入を行うことが多い
```

　AIR-BX試験ではアズトレオナムの吸入について検証されましたが，明らかなQOLの改善はみられず，副作用を増加させるデメリットのほうが大きいのではないかと考えられています[5]。

　アミノグリコシド以外に有望とされているのがシプロフロキサシンです。喀痰中の

細菌量を減らすとされており，トブラマイシンに次いで効果が期待されています[6]。多剤耐性緑膿菌の際に活躍するコリスチンについても吸入の効果が認められています[7]。ただ，コリスチンは現時点では日本での入手自体が困難であり（承認申請中），もし使用できるようになったとしても吸入療法を行うことは難しいかもしれません。

## 間欠的抗菌薬点滴

感染症科医が最も疑問視しているのがこの治療法です。その名のとおり，気管支拡張症の増悪を予防するため，気道コロナイゼーションしている病原菌を定期的に駆逐するという治療です。当然ながら推奨されていませんが，年に5回，10回と緑膿菌性肺炎を繰り返すような患者さんには考えてもよいのかなと最近思うようになりました。

## マクロライド

過去1年間に2回以上の急性増悪がある気管支拡張症の患者さんに対してマクロライドを投与することがあります。マクロライドの少量長期投与療法が効果的とされているためです[8-11]。

DPBに対しては多くの呼吸器内科医がマクロライドを使用していますが[8]，将来的な耐性菌といった弊害については度外視されており，目の前の患者さんの症状の瞬間最大風速を下げるために用いられているのが現状です。たとえばエリスロマイシンやクラリスロマイシンが使用されています。

---

エリスロマイシン （200 mg）　2錠分2〜3錠分3　　6か月〜2年
クラリスロマイシン （200 mg）　1錠分1〜2錠分2　　6か月〜2年

---

気管支拡張症に対するマクロライドの長期使用については現時点ではコンセンサスはありません。しかし，現在最もトピックなのはこの気管支拡張症に対するマクロライドの長期療法です[9-12]。特に非嚢胞性線維症の気管支拡張症（日本ではほとんどコレ）の研究が近年盛んです。非嚢胞性線維症の気管支拡張症に対するマクロライド長期投与といえば，**EMBRACE試験**が有名です[10]。これは141人の気管支拡張症の患者さんをアジスロマイシン500 mgあるいはプラセボを週3日（月，水，金曜日），6か月間投与する群にランダムに割り付けたものです。治療期間中の増悪率はアジスロマイシン群が0.59/人と，プラセボ群の1.57/人と比較して有意に改善しました（率比0.38，95％信頼区間0.26〜0.54，$p < 0.0001$）。ただし，呼吸機能やQOLに

は変化を与えませんでした。また，2013年の **BAT 試験**でも同様にアジスロマイシンとプラセボが比較されました[11]。この試験ではアジスロマイシンは1日250 mg・1年間使用されています。その結果，1回以上急性増悪を起こした割合は46％ vs. 80％と有意にアジスロマイシンで減少しました。ただ，アジスロマイシン群では消化器系の副作用が多かったようです。そのため，アジスロマイシン1日250 mg を長期投与することで気管支拡張症の増悪を防げる可能性はありますが，**緑膿菌のコロナイゼーションに対して効果はありません**。あくまで基礎の気管支拡張症をコントロールする方法として将来有望な選択肢ということでしょうか。エリスロマイシンについても **BLESS 試験**で良好な結果が報告されていますので，マクロライドはどれを使用してもよいと考えられます[12]。

個人的には DPB に対してマクロライドを使用したことはありますが，通常の気管支拡張症に対して長期投与した経験はありません。

---

### Message

慢性的に緑膿菌を保有している気管支拡張症の患者さんに対して吸入抗菌薬が有望な治療選択肢として注目されているが，保険適用や吸入器具の入手・準備などハードルは高い。
マクロライド長期投与によって気管支拡張症の急性増悪を予防できる可能性がある。

---

### 文献

1) Wilson CB, et al: Effect of sputum bacteriology on the quality of life of patients with bronchiectasis. Eur Respir J 10:1754-1760, 1997
2) Martínez-García MA, et al: Factors associated with lung function decline in adult patients with stable non-cystic fibrosis bronchiectasis. Chest 132:1565-1572, 2007
3) Barker AF, et al: Tobramycin solution for inhalation reduces sputum Pseudomonas aeruginosa density in bronchiectasis. Am J Respir Crit Care Med 162(2 Pt 1):481-485, 2000
4) Scheinberg P, et al: A pilot study of the safety and efficacy of tobramycin solution for inhalation in patients with severe bronchiectasis. Chest 127:1420-1426, 2005
5) Barker AF, et al: Aztreonam for inhalation solution in patients with non-cystic fibrosis bronchiectasis (AIR-BX1 and AIR-BX2): two randomised double-blind, placebo-controlled phase 3 trials. Lancet Respir Med 2:738-749, 2014
6) Wilson R, et al: Ciprofloxacin dry powder for inhalation in non-cystic fibrosis bronchiectasis: a phase II randomised study. Eur Respir J 41:1107-1115, 2013

7) Haworth CS, et al: Inhaled colistin in patients with bronchiectasis and chronic Pseudomonas aeruginosa infection. Am J Respir Crit Care Med 189:975-982, 2014
8) Nagai H, et al : Long-term low-dose administration of erythromycin to patients with diffuse panbronchiolitis. Respiration 58:145-149, 1991
9) Anwar GA, et al: Effects of long-term low-dose azithromycin in patients with non-CF bronchiectasis. Respir Med 102:1494-1496, 2008
10) Wong C, et al: Azithromycin for prevention of exacerbations in non-cystic fibrosis bronchiectasis (EMBRACE): a randomised, double-blind, placebo-controlled trial. Lancet 380:660-667, 2012
11) Altenburg J, et al: Effect of azithromycin maintenance treatment on infectious exacerbations among patients with non-cystic fibrosis bronchiectasis: the BAT randomized controlled trial. JAMA 309:1251-1259, 2013
12) Serisier DJ, et al: Effect of long-term, low-dose erythromycin on pulmonary exacerbations among patients with non-cystic fibrosis bronchiectasis: the BLESS randomized controlled trial. JAMA 309:1260-1267, 2013

# 8 じん肺？　非じん肺？

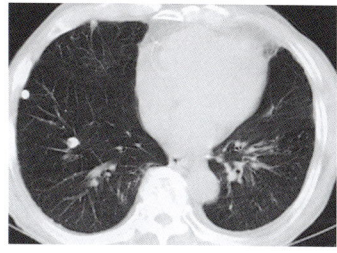

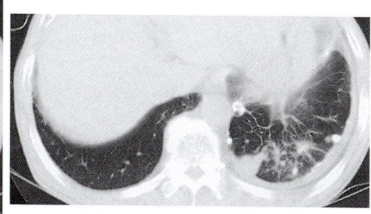

70歳男性。昔鉄工所に勤務していましたが，これまでにじん肺を指摘されたことはありません。両肺に結節影がみられましたが，じん肺の陰影かどうか判断ができないようです（**図 5-9**）。

図 5-9　両肺の結節影

👨「うーん，形からじゃ判断できないですね。肺がんかもしれないし，じん肺の陰影かもしれないし……」

**指導医**「確かに，悩ましいね。でもこの CT 画像，じん肺じゃ説明できない陰影があるね」

👨「えっ，全部じん肺の陰影じゃないんですか？」

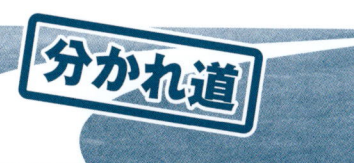

## 分かれ道

肺野にある結節はじん肺か？　非じん肺か？

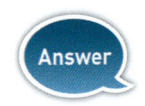

> **Answer** 粉塵曝露歴がある患者さんの場合，石灰化のある結節影はじん肺の可能性が高い。しかし非じん肺との鑑別は難しく，最終的には生検せざるを得ないこともある。

### 石灰化に注目する

石灰化があれば多くは良性と考えてよいです。陳旧性の炎症の名残でカルシウムが沈着している場合，結核性後遺症と同じようにじん肺でも良性のことが多いです。ただ，**石灰化＝良性と判断できない例外**もあります。それは，石灰化のパターンが点状や奇異型のものの場合です（図5-10）。一般的に，びまん型，中心型，ポップコーン型，層状の石灰化は良性病変を示唆すると言われており，点状や奇異型のものは悪性の懸念があるとされています[1-4]。

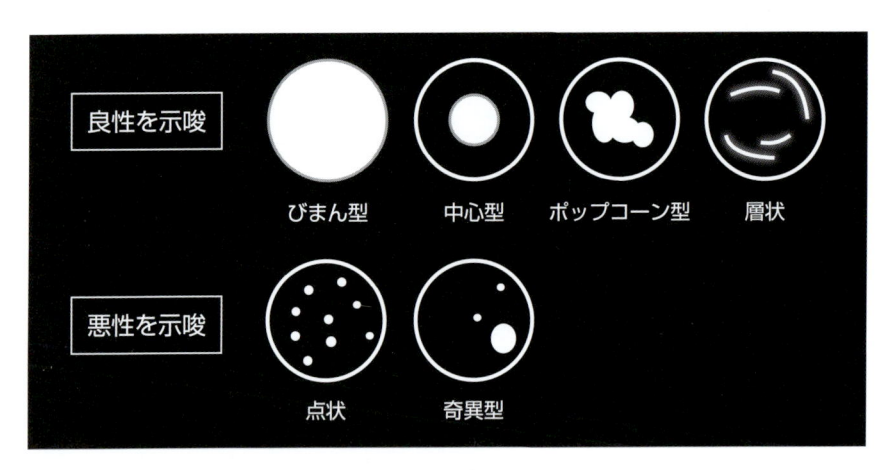

図5-10 肺結節影の石灰化の良悪性の鑑別ポイント

冒頭の症例ではどうでしょう。肺内にみられる陰影が石灰化しているかどうかに注目します。肺野条件でも分かりますが，縦隔条件にしてみるともっとはっきりします（図5-11）。ほとんどの結節影が石灰化をきたしており，びまん型のものが多くを占めていますね。しかしながら，左下葉の陰影に注目してください。石灰化がない陰影がありますね（図5-11の矢印）。もちろんこれもじん肺の可能性はあるのですが，呼吸器内科医を長くやっていますと，**この陰影はかなり"アヤシイ"**。というわけで肺がんを疑わなければいけません。

# 8 じん肺？ 非じん肺？

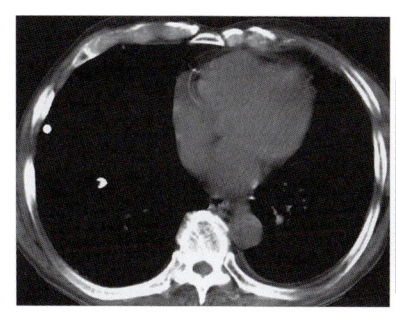

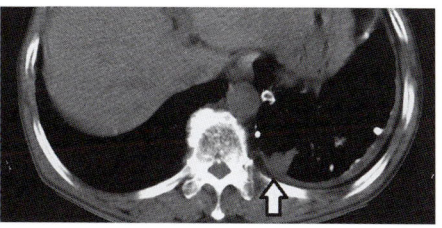

図 5-11　縦隔条件（矢印は石灰化のない結節影）

### 経過に注目する

　石灰化がない結節影を発見した時点で，気管支鏡検査などの侵襲的検査を実施してもよいのですが，1〜2か月くらい経過をみないと判断できないこともあります。縦隔条件で石灰化のない結節影が少しでも増大しておれば，肺がんや抗酸菌感染症を疑って気管支鏡を実施します。もちろん，それまでに腫瘍マーカーの測定や喀痰抗酸菌検査など非侵襲的な検査は行っておくべきです。

### PET 検査は有用？

　そんなことしなくても，PET 検査でピカッと光れば肺がん，ってことでいいじゃないですか！という意見もあります。それは半分正解で半分間違いです。というのも，悪性腫瘍以外でも PET 検査で陽性になることがしばしばあるからです。そのため世界中の呼吸器内科医を悩ませています[5,6]。

　PET 検査の結果は，SUVmax という数値で返ってきます。$^{18}$F 標識ブドウ糖（FDG）-PET では SUVmax が 2.5 以上のとき，感度 91％・特異度 74％，SUVmax 3.2 以上のとき感度 81.3％・特異度 83.8％で肺がんの診断が可能と報告されています[7,8]。しかし，じん肺でも SUVmax が上昇するのです。肺がんほどではないのですが，SUVmax が 2〜3 くらいになるじん肺の結節影には結構出合います。中野らによれば，じん肺の患者さんに対する肺の結節影の FDG-PET 診断基準は，通常の SUVmax よりも高めに設定すべきだと報告されています（**表 5-2**）[9]。ただし，文献 5）ではじん肺と診断された肺の結節影の SUVmax は 5.0 であり，一概にこの基準に頼るわけにもいかないのが苦しいところです。

表 5-2　じん肺結節の悪性腫瘍鑑別のための FDG-PET 診断基準

| 結節影 | SUVmax |
| --- | --- |
| 3 cm 未満 | 4.0 |
| 3 cm 以上 4 cm 未満 | 6.0 |
| 4 cm 以上 | 9.0 |

〔中野郁夫, 他：じん肺における FDG, MET-PET の検討. 日職災医誌 56: 221-228, 2008 より〕

### 生検

　最終的には気管支鏡下で経気管支肺生検を行ってじん肺なのか肺がんなのか診断せざるを得ないことがしばしばあります。最初から気管支鏡でいいじゃんとお思いの方。実はじん肺の患者さんで生検を行ううえで少し心配なことがあるのです。

　それは生検時の**出血**です。じん肺結節は長年の炎症の経過によって周囲の血管走行をいびつに変化させたり，血流が予想よりも増えていたり，と外からでは分からないような変化が起こっています。慎重に生検したとしても，予期せぬ出血が起こることがあるため，気管支鏡をウェッジして出血が起こった場合にアドレナリンなどの止血剤を散布できる準備をしておくことをおすすめします。

#### Message

肺の結節影は，石灰化の陰影の性状によって良悪性の鑑別が可能である。
また，PET 検査では SUVmax が肺がんよりもやや低いことが有用である。
じん肺の患者さんに気管支鏡検査を行うときは，出血に注意する。

「左下葉の結節影に対して経気管支肺生検を行ったところ，扁平上皮がんと診断されました．PETや頭部MRIでは遠隔転移はなさそうです」

**指導医**「じん肺の陰性と肺内転移の鑑別は難しい．ミリ単位の陰影全ての精査は現実的に不可能なんだ．だから，過去の画像と比較して大きくなっている陰影が他にもないかチェックする必要があるね」

### 文献

1) Mahoney MC, et al: CT demonstration of calcification in carcinoma of the lung. AJR Am J Roentgenol 154:255-258, 1990
2) Grewal RG, et al: CT demonstration of calcification in carcinoma of the lung. J Comput Assist Tomogr 18:867-871, 1994
3) Shaffer K: Role of radiology for imaging and biopsy of solitary pulmonary nodules. Chest 116(6 Suppl):519S-522S, 1999
4) Mazzone PJ, et al: The pulmonologist's perspective regarding the solitary pulmonary nodule. Semin Thorac Cardiovasc Surg 14:250-260, 2002
5) Wang Y, et al: Clinical value of (18)F-FDGPET/CT in differentiation between benign lesions and lung cancer for large shadows in patients with pneumoconiosis. Zhonghua Lao Dong Wei Sheng Zhi Ye Bing Za Zhi 32:186-189, 2014
6) Shukuya T, et al: Pneumoconiosis associated with an esophageal ulcer and uptake revealed in FDGPET. Intern Med 45:293-296, 2006
7) Yang SN, et al: Differentiating benign and malignant pulmonary lesions with FDG-PET. Anticancer Res 21(6A):4153-4157, 2001
8) Sasaki M, et al: Comparison of MET-PET and FDG-PET for differentiation between benign lesions and malignant tumors of the lung. Ann Nucl Med 15:425-431, 2001
9) 中野郁夫, 他：じん肺におけるFDG, MET-PETの検討. 日職災医誌 56: 221-228, 2008

# 9 胸部レントゲン写真を見たら，肺がんと結核を疑え!?

発熱と白血球・CRP 上昇で市中肺炎の治療目的に入院になった 66 歳女性。喀痰 Gram 染色では明らかな肺炎起因菌と思われる菌は観察できませんでした。

👦「市中肺炎として治療を開始したいと思いますが，こういうとき肺がんとか結核の検査はしなくてもいいんですか？」

指導医「市中肺炎として治療をしていても，途中で肺がんや結核と診断されることもあるよね」

👦「全例調べればいいのか，治療が効かなかったときに調べればいいのか，迷います」

指導医「そうだね，悩ましい問題だ」

👦「取りこぼしがあるとコワイので，やはり全例調べたほうがいいんでしょうか……」

## 分かれ道

**市中肺炎の全例に肺がんや結核の検査が必要か？**

### 9 胸部レントゲン写真を見たら，肺がんと結核を疑え!?

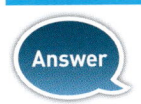

**Answer** 検査したほうがよいのは確かだが，過剰医療の可能性があり一概に断言はできない。

### 誰でも見逃したくない疾患

　呼吸器内科で見逃してはならない疾患を挙げるとすれば，**肺がん**と**結核**です。前者は患者さんの人生を大きく狂わせますし，後者は本人だけでなく周囲にも大きな影響を与えてしまいます。「見逃してゴメンナサイ」では済まされないため，かなり下駄を履かせて診断の閾値を下げている現状があります。これは日本だけでなく世界中でも同じでしょう。

　1～2年前から小さな陰影があったにもかかわらずそれを放置し，大きくなった時点で肺がんと診断されるケースもあります。「放置」という言葉をつかうと「なんだよ見逃しじゃないか」と非難の言葉が飛んできそうですが，あまりにも小さい陰影の場合実は診断そのものが難しくなるという問題を孕んでいます。

### ミリ単位の結節の診断は正直難しい

　「肺に5 mmの結節影がありますので，診断よろしくお願いします」という紹介状をいただくこともありますが，実はミリ単位の結節の診断はきわめて困難と言わざるを得ません。外科的に切除してしまえば確実に診断できますが，内科的に気管支鏡やCTガイド下生検などを行ってもほとんど診断できません。これは，結節が小さすぎるからです。それ以外に理由はありません。薄スライスCT検査（TS-CT）で結節が5 mm以上あれば，その性状に注目してください。**背景の血管影が透見できるくらい淡いスリガラス影なら pure ground-glass nodule（pure GGN），水濃度とほぼ同じくらい白ければ solid nodule，その間は part-solid nodule と呼びます**。肺の結節が10 mm以上の場合には，確定診断をつけにいくべきだとガイドラインでは記載されています（**図5-12**）[1]。10 mm未満であれば，喫煙者ではTS-CTで3か月後，6か月後，12か月後，18か月後，24か月後まで経過観察，非喫煙者では4か月後，12か月後，24か月後まで経過観察を行うよう推奨されています。経過観察で増大がみられなければ問題ないとされています。喫煙者と非喫煙者でTS-CTを行う時期が異なるので注意が必要です。Part-solid noduleでスリガラス影部分を含んだ全体の大きさが15 mm以上ならば，確定診断を試みるべきだとされています。15 mm未満の場合は，solidになっているコアの部分の大きさが5 mmより大きい場合は確定診断を試みるべきです[2]。Pure GGNでも15 mm以上の場合に確定診断を試みるべ

227

きだとされています。15 mm 未満の場合，3 か月後，12 か月後，24 か月後に経過観察を行い，濃度上昇や増大がなければ確定診断は不要としています。

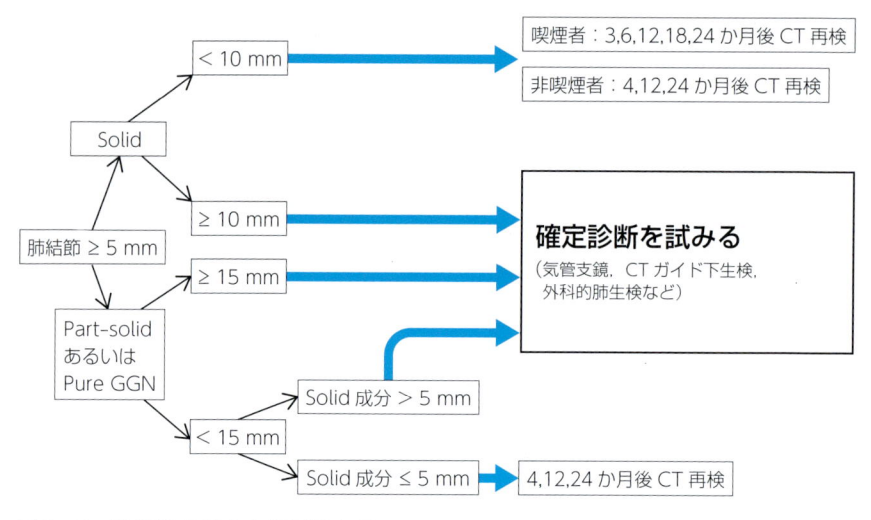

```
肺結節 ≥ 5 mm ─┬─ Solid ──────┬─ < 10 mm ──→ 喫煙者：3,6,12,18,24 か月後 CT 再検
              │              │              非喫煙者：4,12,24 か月後 CT 再検
              │              ├─ ≥ 10 mm ──→ 確定診断を試みる
              │              └─ ≥ 15 mm ──→ （気管支鏡，CT ガイド下生検，
              │                              外科的肺生検など）
              └─ Part-solid ─┬─ < 15 mm ──┬─ Solid 成分 > 5 mm ──→ （確定診断を試みる）
                 あるいは                  └─ Solid 成分 ≤ 5 mm ──→ 4,12,24 か月後 CT 再検
                 Pure GGN
```

**図 5-12　肺結節の判定と経過観察図**

〔日本 CT 検診学会 肺がん診断基準部会（編）：肺がん CT 検診ガイドライン―低線量 CT による肺がん検診の肺結節の判定基準と経過観察の考え方. 第 3 版, 日本 CT 検診学会, 2013（http://www.jscts.org/pdf/guideline/gls3rd120719.pdf）より〕

　このようにガイドラインでは細かい場合分けがなされていますが，現実的に 5〜10 mm 前後の診断がなかなかつかないこともあれば，2〜3 mm で紹介になる患者さんもいます。そういった患者さんに限って陰影が増大した後で肺がんだと判明することもあるのです。もちろん全員に最初から外科手術を行ってしまえば肺がんもそうでない疾患も全部切除できるので，がんの取りこぼしは減るわけですが，日本の医療では現実的にそういった医療は不可能です。生まれたときに乳腺を全てとってしまえば乳がんにならないという理論と違いはありません。過剰医療なのかもしれません。
　そのため，私たち医療従事者は一部の肺がんかもしれない患者さんに「経過観察」を推奨しなければならないことがあるのです。「放置」ではありません，「経過観察」です。

## 結核はどうか？

　肺結核の診断は，喀痰の抗酸菌検査で 3 回連続陰性であれば活動性肺結核の可能性は否定的ですから[3-5]，市中肺炎であろうと全例喀痰の抗酸菌検査を行ってもよいと私は考えています。結核が疑わしい症例だけでよいのですが，何をもって疑わしい

かという判断は医師の経験年数によって異なります。そのため，後で結核と分かって慌てる可能性がある施設では，市中肺炎の診断時に全例結核を否定しておくことが望ましいかもしれません。これには異論があるかもしれませんが，少なくとも個人的にはそう考えています。

> Message
>
> 肺がんや結核の取りこぼしは極力避けたいところではあるが，特に肺がんについては全ての取りこぼしを防ぐことは難しい。

#### 文献

1) 日本 CT 検診学会 肺がん診断基準部会(編)：肺がん CT 検診ガイドライン—低線量 CT による肺がん検診の肺結節の判定基準と経過観察の考え方. 第 3 版, 日本 CT 検診学会, 2013
(http://www.jscts.org/pdf/guideline/gls3rd120719.pdf)
2) Sone S, et al: Small peripheral lung carcinomas with five-year post-surgical follow-up: assessment by semi-automated volumetric measurement of tumour size, CT value and growth rate on TSCT. Eur Radiol 22:104-119, 2012
3) Harries AD, et al: Sputum smears for diagnosis of smear-positive pulmonary tuberculosis. Lancet 347:834-835, 1996
4) Walker D, et al: An incremental cost-effectiveness analysis of the first, second and third sputum examination in the diagnosis of pulmonary tuberculosis. Int J Tuberc Lung Dis 4:246-251, 2000
5) Van Deun A, et al: Optimal tuberculosis case detection by direct sputum smear microscopy: how much better is more? Int J Tuberc Lung Dis 6:222-230, 2002

# 10 若手医師が苦手な「小葉中心性」と「ランダム分布」

カンファレンスでボーッと先輩医師のプレゼンを聞いていると，若手医師であるあなたに胸部 HRCT の鑑別が求められました。提示された CT 写真（**図 5-13**）には無数の淡い陰影が見えました。

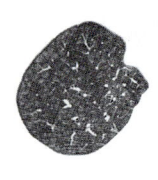

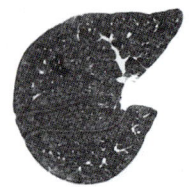

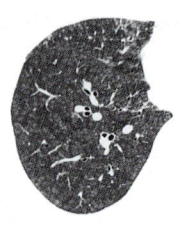

図 5-13　胸部 HRCT（少し見やすいようにコントラストを強くしています）

　　「えーと，えーと。上葉から下葉までびまん性に……びまん性に～」
指導医「この淡い陰影をどう表現する？」
　　「……小葉中心性？　ランダム分布？」
指導医「そうだね，小葉中心性かな，これは。鑑別疾患として何を考える？」
　　「……えーと，分かりません」

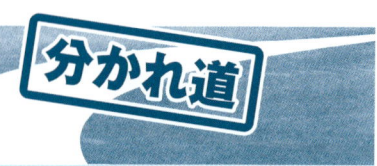

## 分かれ道

**小葉中心性の陰影を見たら何を考えればよいのか？**

# 10 若手医師が苦手な「小葉中心性」と「ランダム分布」

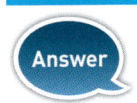

**Answer**　「小葉中心性」が何を意味しているのか知る。
すなわち，末梢の細気管支・血管束の異常である。

### 小葉中心性とは

　「小葉中心性」という言葉が若手医師に嫌われている理由の第 1 位は，「難しいから」です。理解しにくいし意味がよく分からないので，謎の用語として君臨しているわけです。

　小葉中心というのは二次小葉の中心のことを指します。二次小葉とは，気管支と肺動脈が肩を並べて入っていく，小葉間隔壁に囲まれたエリアのことです（**図 5-14**）。いろいろややこしい定義があるのですが，とりあえず，**小葉間隔壁に囲まれたエリアの真ん中のことを小葉中心という**，ということは覚えておく必要があります。といってもこんな規則正しくど真ん中に配列しているわけではないので，おおまかにこういうものだと理解してください。

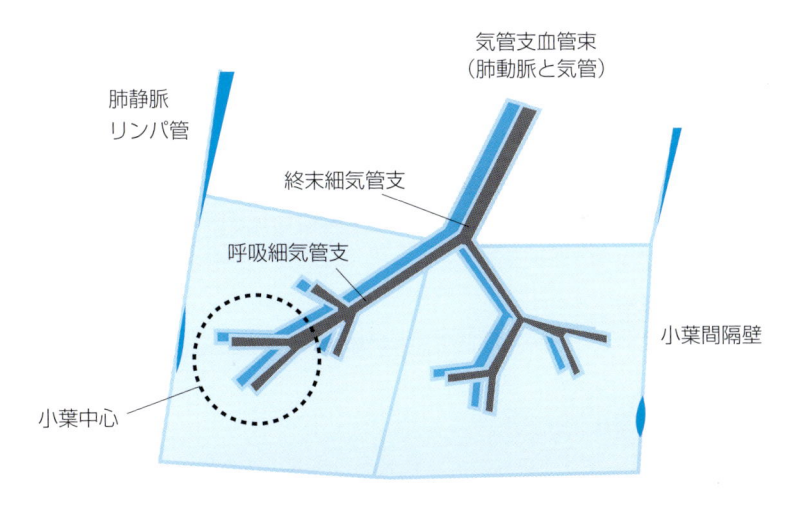

**図 5-14　二次小葉と小葉中心**

### 多発結節影は 3 パターンある

　多発結節影をみたとき，その陰影の分布は 3 種類に分類されます。すなわち，ランダム分布，小葉中心性分布，リンパ管周囲性分布の三つです（**図 5-15**）。この中でも遭遇する頻度が最も多い小葉中心性分布と見逃してはいけない疾患（粟粒結核，悪性腫瘍）があるランダム分布の二つはしっかり押さえておく必要があります。

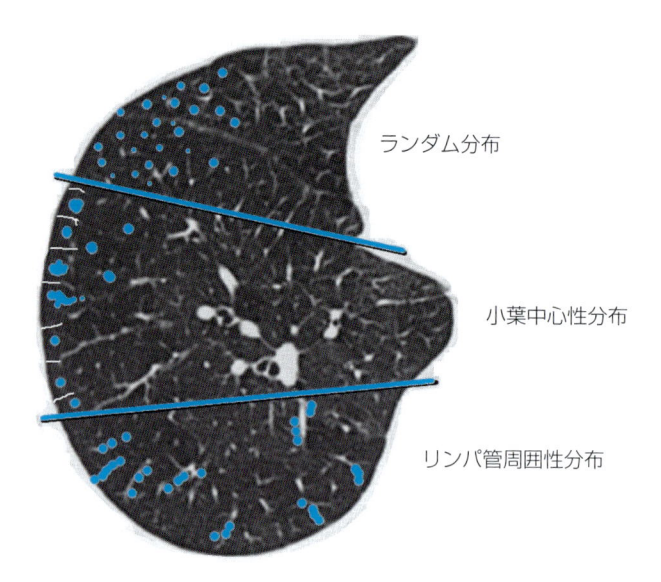

図 5-15　多発結節影の分布

### 小葉中心性の陰影

　小葉中心性の陰影の特徴は，おおむね**胸膜直下がスペア**されて，一層内側の気管支血管束の部分に陰影をつくることです．小葉中心性の陰影を呈する疾患は，**図 5-14** を見て分かるように細い気管支に病変をつくる疾患，あるいは血行性に肺に病変をつくる疾患の 2 種類です．

　細い気管支に病変をつくる疾患は，肺結核，非結核性抗酸菌症，気管支肺炎，びまん性汎細気管支炎，過敏性肺炎などが挙げられます．血行性に肺に病変をつくる疾患は，転移性肺腫瘍，粟粒結核などです．

　小葉中心性の陰影には，ざっくり言うと 2 種類あります．すなわち，**クリッとした陰影**と**ぼやけた陰影**の 2 種類です．前者を「**小葉中心性の結節影・粒状影**」と呼び，後者を「**小葉中心性のスリガラス状結節影・粒状影**」などと呼びます．後者は英語で「ill-defined（境界不明瞭）」といいます．バシッと決まった医学用語がないので，こればかりはドクターによって使い方が違ってきます．結節影という言葉は基本的にコンソリデーション濃度のことを指すため，前者は濃度について省略できるわけです．なぜクリッとした陰影とぼやけた陰影の 2 種類があるかというと，肉芽腫をつくったり気道分泌物が気管支に詰まったり（粘液栓）すると，クリッとした陰影になります．

一方で，アレルギー反応をみているときやまだ病変が完成していないときにはぼやけた陰影になります。そのため，本症例のようにアレルギーが主体の肺炎の場合，小葉中心性の結節影はスリガラス状になります。提示された胸部HRCTは，亜急性過敏性肺炎の典型的な画像です。臨床で遭遇する小葉中心性のスリガラス状結節影のほとんどはこの疾患なので，覚えておきましょう[1]。一方，クリッとした小葉中心性の結節影は鑑別疾患が山のようにあります。そのため，これは覚える必要はありません。ただし，肺結核だけは必ず除外するようにしてください。肺結核は**tree-in-bud pattern**という特徴的な枝状の陰影を呈します。亜急性過敏性肺炎とは全く似ていない陰影なので鑑別に苦慮することはありませんが，一応病変の主座は小葉中心（末梢気道）なのです。ここに肉芽腫や内腔の充満像をつくるので，tree-in-bud patternになるというカラクリです（ただしtree-in-bud patternは小葉中心を超えて胸膜に達することがあり，厳密には小葉中心性粒状影とは異なります）。

　亜急性過敏性肺炎の画像をみたとき，肺野に無数のポップコーンがあるという表現をした研修医がいました。非常に的を射た表現です。亜急性過敏性肺炎では小葉中心に一定の大きさの綿（ポップコーン）のようなスリガラス状結節影がみえるので，一度覚えてしまえばこの画像所見を忘れることはないでしょう（**図5-16**）。

呼吸細気管支

肺結核（tree-in-bud pattern）　　亜急性過敏性肺炎

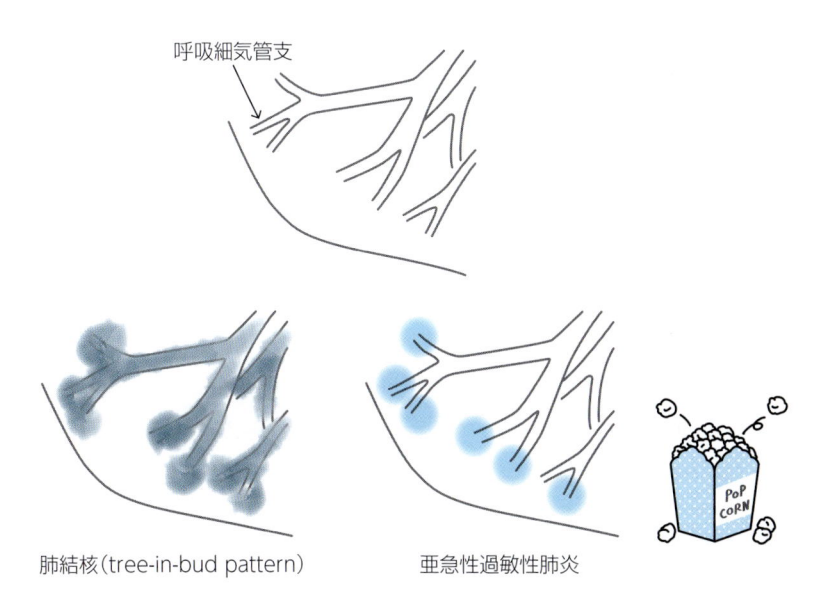

**図5-16　小葉中心性の結節影・粒状影（左：肺結核）と小葉中心性のスリガラス状結節影・粒状影**

## ランダム分布の陰影

　ランダム分布は一番診断が難しいです．え？　小葉中心性のほうが難しいって？　いやいや，ランダム分布が一番難しいのです．典型的な場合ならランダム分布も簡単に分かるのですが，粟粒結核の場合，結構分かりにくいことがあります（**図5-17**）．

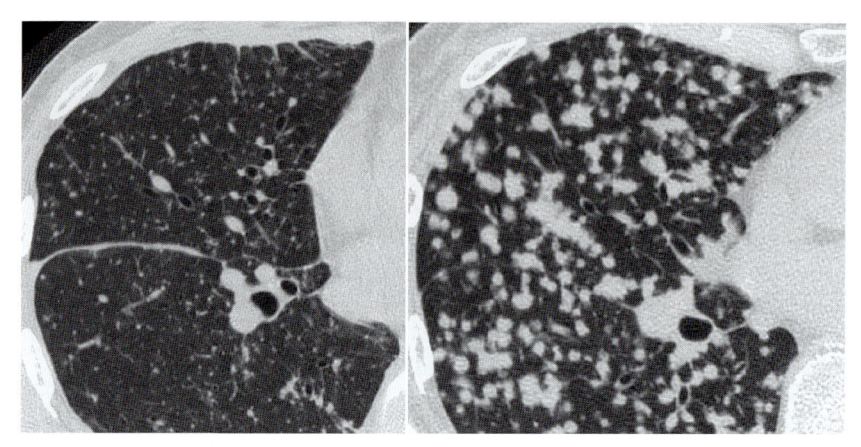

粟粒結核　　　　　　　　　　　　　転移性肺腫瘍

図5-17　ランダム分布を呈する疾患

　転移性肺腫瘍のようにゴリゴリした陰影が血行性に広がっていれば，ランダム分布だろうとなかろうと鑑別診断は容易です．しかしながら粟粒結核の場合，ランダム分布なのかどうか，判断に困るくらい陰影が小さいことがあります．

　結論から言うと，若手医師に限っては，**不規則な分布がはなはだしいときはランダム分布と考えてよい**です．自信がなければ上級医に相談するべきですが．ランダム分布とは，厳密には，小葉中心，胸膜に接する部分，リンパ管周囲の全てに結節影が存在することを確認しなければなりません．しかし，「あ！　この無数にある陰影，すごく不規則だ！」と思ったら，ランダム分布の確からしさはかなり上がるのは事実です．これまで一番分かりやすいと思った表現は，高橋雅士先生（友仁会友仁山崎病院院長）の「**あたかも肺内に砂をまいたような分布**」という言い回しです[2]．

## 多発結節影の鑑別チャート

　参考程度にしかなりませんが，多発結節影の鑑別チャートを提示します（**図5-18**）．あくまで画像からの鑑別に過ぎませんので，注意してください．私は過去に，ランダム分布の珪肺や小葉中心性のスリガラス状結節影を呈したニューモシスチ

ス肺炎をみたことがあります。

　忘れてはいけないのが，画像診断は全てではないことです。患者さんの問診，臨床所見，検査所見，ありとあらゆる情報を総合してくだすのが「診断」です。こうした胸部HRCTの鑑別法というのは武器の一つに過ぎません。文明器具に頼りすぎないように注意してください。

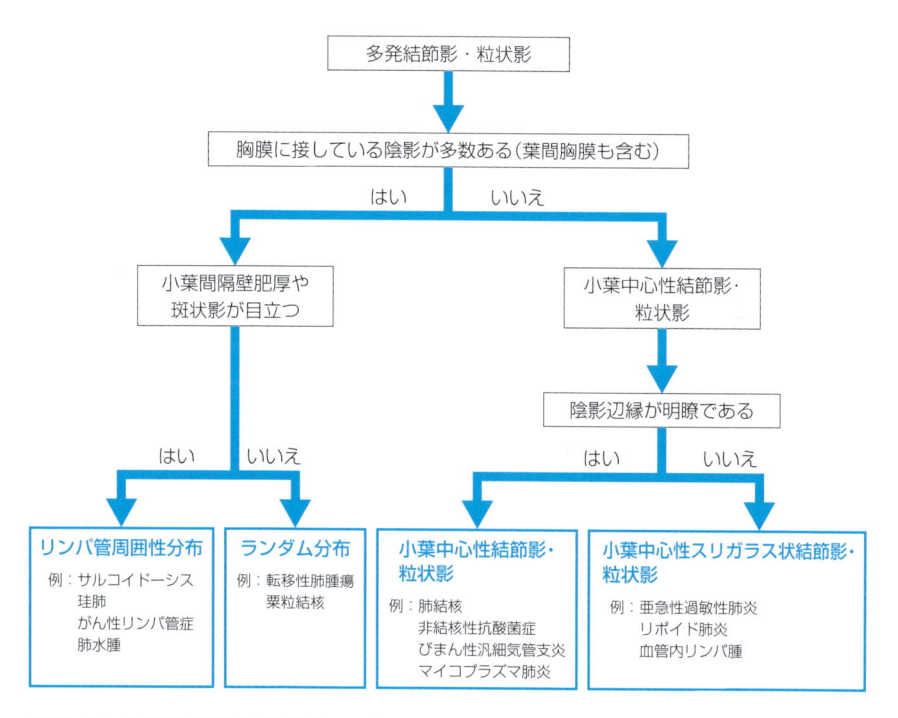

```
                        多発結節影・粒状影
                               │
                               ▼
                   胸膜に接している陰影が多数ある（葉間胸膜も含む）
                    はい ／              ＼ いいえ
            小葉間隔壁肥厚や              小葉中心性結節影・
            斑状影が目立つ                粒状影
                                              │
                                              ▼
                                        陰影辺縁が明瞭である
         はい／    ＼いいえ              はい／    ＼いいえ
   リンパ管周囲性分布  ランダム分布    小葉中心性結節影・  小葉中心性スリガラス状結節影・
   例：サルコイドーシス 例：転移性肺腫瘍  粒状影            粒状影
      珪肺            栗粒結核       例：肺結核         例：亜急性過敏性肺炎
      がん性リンパ管症                  非結核性抗酸菌症      リポイド肺炎
      肺水腫                          びまん性汎細気管支炎   血管内リンパ腫
                                      マイコプラズマ肺炎
```

図5-18　多発結節影の鑑別チャート

**文献**

1) Okada F, et al: Clinical/pathologic correlations in 553 patients with primary centrilobular findings on high-resolution CT scan of the thorax. Chest 132:1939-1948, 2007
2) 高橋雅士（編）：新 胸部画像診断の勘ドコロ. p138, メジカルビュー社, 2014

# 11 医師が使う日本語は古風?

あなたは，学会の演題応募に際してアブストラクト（要約）を作ることになりました。

　　　「どうでしょう，なかなかいい出来栄えかもしれません！」
**指導医**「どれどれ」

『55歳男性。主訴は咳嗽。聴診にて湿性ラ音認め，胸部レントゲン写真上結節影が認められた』

横で見ていた同僚のナースがこう言いました。

**看護師**「なんか，すごい古風な言い回しですよねー。学会って」
**指導医**「言われてみればそうかもしれないね……」
　　　「たしかに……」

## 分かれ道

### 医師が使う日本語は古風？

# 11 医師が使う日本語は古風？

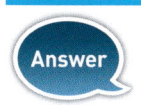

> **Answer** 学会発表や紹介状で使う"医師語"の言い回しは極めて独特な日本語である。

## 研修医の頃に気づくことが多い

　これから述べる日本語についての意見は，私自身も頻繁に使用することがある言い回しなので，決して否定的な意見を持っているわけではないことを先に述べておきます。

　私は6年以上にわたってブログという媒体で文章を書き続けていますが，それでも「医師独特の言い回しをしてしまった」と後から反省することがあります。読者層を医師限定で発信しているわけではないので，できるだけユニバーサルな文体を心がけているためです。雑誌の執筆でも，配慮しているにもかかわらず編集者からしばしば訂正され，そのたびに自分の日本語能力の低さに辟易とします。これはおそらく研修医時代に受けた**医師文体教育**のせいではないかと考えています。紹介状や学会発表，場合によっては peer review がある日本語論文であっても医師は非常に独特な言い回しをすることがあります。それは医療に携わっていない方々から見ると，とても奇妙な日本語に見えるようです。

## にて

> 例文：「胸痛にて来院。」

　「にて」は，格助詞「に」＋接続助詞「て」から構成されています。この言葉は広辞苑にも載っている言葉なので決して誤った言葉ではありませんが，古文の授業でもない限り，日常でこのように古い言い回しを使うことはありません。「胸痛にて」という言葉は「胸痛によって（因って）」という言葉を短縮したものですが，現在は「胸痛で」と言うのが一般的だろうと思います。この「にて」という言葉は，驚くほど医療界で汎用されています。「によって（因って）」以外にも「当院にて（に於いて）」という用法もありますが，これも目にするとすれば古文の世界くらいではないでしょうか（例：「成菩提院の御所にて御ぐしおろさせ給ふ」，『保元物語』）。

　その昔学会は極めて格式高い場で行うもので，現代の一例発表ばかりのものとは異なり，一つひとつの発表が医学界でとても重大な意味を持っていました（もちろん現在の一例発表も重要だとは思いますが）。そのときに使われた「胸痛ニテ来院シ」と格

式ばった言い回しがこの文体の普及した始まりではないかと考えられます。日本のサイエンスの世界は閉鎖的なので，学会や論文で使われた文体はそのまま次世代へと引き継がれていきました。

## 体言止め

> 例文：「胸痛にて来院。」

　先ほどと同じ例文です。「来院」の後がなく，体言止めで終わっています。文学小説で，ここぞというときに体言止めを使うことは良いと思いますが医師が使う言葉で体言止めは必要ないと思います。「胸痛で来院した。」が本来の言い回しなのでしょうね。

## 脱助詞

> 例文：「胸腔ドレーン挿入後，症状改善認めた。」

　俗に言う，「てにをは（弖爾乎波）」のことです。学会発表や医師の紹介状では，かなりの確率でこの脱助詞現象がみられます。驚くべきことに，提示した例文では「てにをは」が一つもありません。せめて「胸腔ドレーンを挿入した後，症状は改善した。」と一つくらいは「てにをは」を挿入したいですね。「てにをは」が全て抜け落ちる現象は避けたいものです。

## となる，となった

> 例文：「症状改善認め，退院となった。」

　これも学会発表や論文でよく使用されている言い回しですが，「退院した」でいいと思います。「退院となった」の「と」は変化を表す格助詞ですが，通常名詞の後につきます。とはいえ，動詞をわざわざ名詞化しなくてもいいのではないでしょうか。

## 御侍史

> 例文：「○○病院　呼吸器内科　××先生 御侍史」

　言い回しというより，これは隠語（ジャーゴン）化している言葉です。「侍史」とは「私のような身分の低い者が先生に直接お手紙を書くなど滅相もないので，先生の秘書（＝侍史）宛てに，言伝て申し上げます」という意味の脇付です。「御机下」なら「御」をつける必要があると教わったことがありますが（敬意を表する人の所有物である机下であるため），「侍史」には本来「御」をつけないそうです。「侍史」に「御」がついた理由は，もしかすると「御御御付け」と同じように，"マックス敬語"にしようと考えた人がいるのかもしれませんね。侍史ですらオエライ方の部下である（自分よりは上）ということで，御侍史という使い方が流通しているのでしょうか。そういう意味では必ずしも間違った使い方ではないとは思うのですが……。

　ただ，「侍史」も「御机下」もとても古い言い回しで，医療従事者でなければ聞いたことすらない人が多いです。個人的には「先生」か「様」だけでいいのではないかと考えていますが，郷に入れば……ということで私もこの「侍史」という言葉は使い続けています（医師同士を先生と呼び合うこと自体も本来は不自然なのですが……）。

## 将来の医師文体

　ゼク，ムンテラ，ステルベンといった隠語（ジャーゴン）は利便性がありますしあってしかるべき言葉かもしれません。しかし，文法や言い回しはできることなら閉鎖的になってほしくはないものです。こういった文章の書き方が当たり前と思ってしまった研修医が，次の研修医へこれを引き継いでいくことで，"医師文体"の慣習が脈々と続いていくのでしょう。そのため，「36歳男性。胸痛にて来院。来院時胸部レントゲンにて左下肺野浸潤影認める」「胸部レントゲンにて気胸認め，胸腔ドレーン挿入後，症状改善認めた」というどこかの時代の軍隊の電報にも似た，不自然な日本語が当然のように学会で使用されています。これらが閉鎖された世界で独立した言語体系に発展していくのではないかと一抹の不安を感じます。

　しかし，言語は時代によって移り変わりゆくものです。半世紀後には「全然」という副詞も「全然大丈夫」という用法が正しいものとして教育現場に普及するかもしれません。ただそれでも，この"医師文体"が少なくとも世間とかけ離れた言い回しのままであるという事態は避けたいものです。

　色々書きましたが，私個人としては「奥ゆかしくて」，まあまあ医師文体は好きなん

ですけどね。

> Message
>
> 間違っているわけではないが，医師が使う文体は極めて特殊であることを自覚すべきであり，極端な誤用は避けるよう心がけたい。

# 12 医学論文はなぜ若手医師に嫌われるのか？

10ページにわたる英語論文を机の上に広げて，ため息をついているあなた。

**指導医**「どうしたんだい？」

「論文を読め読めと言われるんですけど，どうしても読みたい気持ちにならないんです」

**指導医**「そうだねえ，でも私も研修医のときはそうだったよ」

「どうしたら読めるようになるんでしょうか？」

**指導医**「私は昔の指導医に"とにかく読め，毎回抄読会はオマエが担当だ"と言われて，毎週読まされていた覚えがあるなあ」

「ひええ！」

**指導医**「じゃあ君にも毎週抄読会で読んでもらおうかな？」

「ひええ！……あっ，回診に行かないと！　びょ，病棟に行ってきます！」

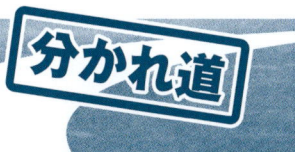

## 分かれ道

### 医学論文を読めるようになるにはどうすればよいか？

**Answer** 読めたほうがいいが，読めなくてもいい。

### はじめに
　若手医師，特に研修医にとって**医学論文は恐怖だ**と言う人は少なくありません。これは抄読会という魔のイベントの順番が優先的に研修医に当てられるためです。上級医からは「医学論文を読め」と言われ続け，しぶしぶ読んでいくうちに医学論文が大嫌いになってしまった人は数知れず。今でも，数ページにわたる英語の羅列を目の当たりにすると，めまいが……なんて人もいるでしょう。

### 医学雑誌は娯楽雑誌の一つである
　ここからは私の持論ですが，医学論文を掲載している医学雑誌は娯楽雑誌です。マンガが好きな人が読む週刊少年ジャンプ，ファッションが好きな人が読むCanCamと同じです。

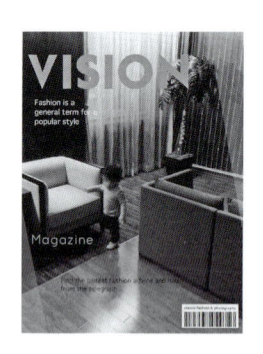

　そう，医学を趣味とする人が読む，ただの雑誌であるはずなのです。そのため，決して強制されて読むものではないと私は考えています。研修医を抄読会に参加させることで医学論文の価値を教育するということは重要かもしれませんが，**医学論文を読みたくないと思っている研修医を強制的に抄読会に参加させることは，医学論文を読む原動力の萌出を踏みにじる**ことになりかねません。そのため，医学論文に興味のない研修医に対しては医学論文がいかに面白いかを教育するほうがまだマシです。基礎研究に興味のない人間にいきなり電気泳動の実験を強制しても余計に基礎研究が嫌いになるだけです。

### 他の娯楽雑誌との違い

　医学雑誌が他の娯楽雑誌と異なる点は，「頭を使う」という点に尽きると思います．まず英語で書かれているので，英語を理解できるだけのインテリジェンスが必要になります．そして，書かれている内容を理解するだけの最低限の医学的知識が必要になります．ファッション雑誌であるCanCamも最低限の日本語知識とファッション知識が必要になりますが，書かれている内容はあくまで読者を楽しませるためのアトラクティブな内容であり，医学雑誌のように医学的知見を淡々と掲載するものとは性質を異にします．私も，少年ジャンプとNew England Journal of Medicineの雑誌が二つ目の前に置いてあったら，迷わず少年ジャンプを手に取って，『ONE PIECE』を読み始めるでしょう．気楽に読めるという点ではやはりアトラクティブに構成した娯楽色の濃い雑誌のほうがよいわけです．ただ唯一の救いは，医学雑誌を読む人間というのは医学に興味があって医師を志した人間がほとんどですので，医学論文を娯楽雑誌たらしめるだけの素地はあるのです．

　ではどのように医学論文を娯楽雑誌のように感じることができるのでしょうか．

### 多くの医師は凡人

　私は凡人です．ブログを毎日のように更新して，本も執筆して，凡人ということはないだろうとお思いの方もいらっしゃるかもしれませんが，おそらく呼吸器内科的な知識は中の中あたり，とかく文才があるわけでも教えることが上手というわけでもありません．本当にごくごく普通の呼吸器内科医なのです．

　英語論文は毎日1本読んでいますが，「面白い話はないかなあ」とくだらない動機で論文を探しているだけで，別に1本の論文を奥深く読み込んでいるわけではないのです．そのため，私のような凡人でも毎日医学論文を読むことが可能であることをまず声を大にして言いたいと思います．

### 毛虫をのみ込むと危険

　私はある日，毛虫をのみ込んだらどうなるのだろう？という素朴な疑問を抱きました．どうしてそんな疑問を抱くんだよとツッコミが入りそうですが，そこはあまり追及しないでください．

Pitetti RD, et al:
Caterpillars: an unusual source of ingestion.
Pediatr Emerg Care 15:33-36, 1999

　探してみると，ありました．毛虫をのみ込んだらどうなるのか記した論文です．さて，PubMed で結論だけ読んでみましょう．

## CONCLUSIONS:

　Previously not described, significant adverse effects can occur following ingestion of a caterpillar. In addition, although not previously reported, the caterpillar of the Hickory Tussock moth can cause adverse effects in humans.（過去には報告されていないが，毛虫をのみ込むと明らかに有害な影響が起こりうる．加えて，これも過去に報告されていないが，ヒッコリー・タソックという蛾の幼虫はヒトに対して悪影響を与える）

　こんな結論の医学論文を見たら，この研究グループは一体なぜこんな研究を報告しようとしたのだろう，どうやって調べたのだろう，とあなたは気にならないでしょうか．私ならワクワクして Abstract の Methods と Results を読んでしまうでしょう．——私が医学論文を読む動機というのは，こういうことなんです．
　興味がある内容のものをつまみ食いして読んでいけばいい．逆を言えば，興味のないものは読まなくてよいと思います．時間の無駄です．世の中には私のように医学論文を和訳してオンラインにアップロードしている奇特な人間もいるわけで，そういった情報を参考にすればいいのです．個人が医学論文を読む場合，興味のある論文だけ読んでいけばいいと思っています．

## 継続するためには最新号だけを読む

　私は基本的に月初めに掲載される医学雑誌の最新の論文を読んでいます．これは少年ジャンプの最新号を読むのと同じです．ただ，『ONE PIECE』を毎週読んでいないと，おそらく最新号を読んでもストーリーが分からないでしょう．そのため，最新号の論文を読んでも「最近のトレンド」が分かっていないとその論文が何を言わんとしているか，つかめないことがしばしばあります．たとえば一昨年〜去年はスタチンやビタミン D が呼吸器系にどういった影響をもたらすかといった研究がブームでした．

## 12 医学論文はなぜ若手医師に嫌われるのか？

そういったベースを知らなければ，なぜその論文が書かれたのかという背景がいまいちつかめないでしょう。

毎回最新号を読んでいると，いずれ分かります。何がトレンドで何がブームなのか。そのうち，「ああこれは1年前のあの試験を別の観点から検証したものだな」と分かってくるようになります。

たとえが少年ジャンプばかりで申し訳ないのですが（別に好きというわけではありません），『ONE PIECE』だけでなくその他のジャンプのマンガも読んでいる人もいるでしょう。ものすごく読みたいわけではないけど，惰性で読んでいるマンガもあるはずです。それは，医学論文も同じです。私は肺高血圧症の論文はどちらかというと避けています。循環器の知識が必要ですし，6分間歩行距離が完全にプライマリアウトカムを支配している世界だからなんとなく気に入らないのです。でも，最新号を読むときは結論だけはチェックしています。それは少年ジャンプをパラパラと流し読みするのと似ています。

指導医に「学会発表のためにしっかり調べておきなさい」と言われ，しぶしぶ昔の医学論文を検索して読むことがあると思いますが，これでは医学論文を読むことを継続できません。継続したいのであれば，最新号を読むべきです。

### 医学論文嫌いを治したい人は

医学論文嫌いを克服したいと思っているものの，長年なおざりになっている人は，月初めに医学論文の最新号のAbstractの結論だけを読んでください。呼吸器内科であれば，そうですね……European Respiratory Journal（ERJ）が読みやすいでしょう。American Journal of Respiratory and Critical Care Medicine（AJRCCM）やCHESTは難しい内容もあり，どちらかというととっつきにくいので，シンプルなERJのほうが読みやすいでしょう。

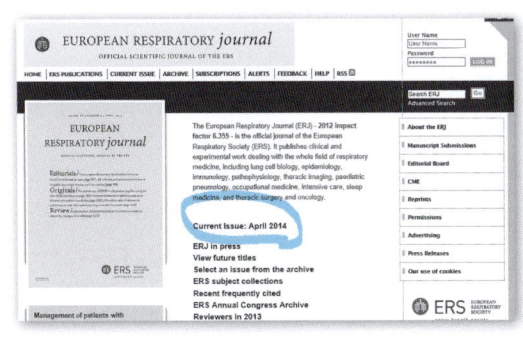

図 5-19

「Current Issue」というところ（**図 5-19**）をクリックしてください．すると，ズラリと雑誌のラインナップが表示されます．「Editorials」というのが最初にあると思いますが，これは編集部の意見や補足であって厳密には医学論文ではないので無視してください．「Original articles」と書かれたところから下がこの号のメインの論文です．

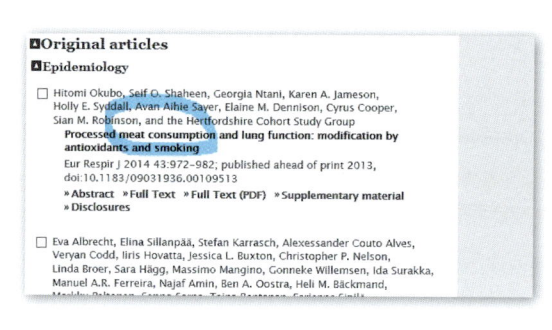

図 5-20

画像は 2014 年 4 月号のものを表示していますが，最初に私の琴線に触れたのは「meat consumption（牛肉消費）」という単語です（**図 5-20**）．牛肉の消費と呼吸機能の関係って一体どういうこと!?と，たったこれだけで論文を読みたい衝動に駆られてしまうのが今の私なのです．

### おわりに

といっても，「マンガ嫌いを治そう」としても，面白くないと思ってる人にマンガを強制したところで好きになるはずがありません．医学論文の世界を知ってもなお嫌いであれば，それはもう治しようのない領域でしょう．よしんば医学論文を好きになったとしても，娯楽雑誌として読むことに異論を持つ上級医の方々もいると思います．ただ，医学論文離れは若手医師やベテラン医師を問わず深刻です．まずは指導医が楽しんで医学論文を読むスタンスを持つことで，若手医師もそれに追従してくるかもしれません．それでもなお医学論文が嫌いな医師は，別に読む必要はないと思います．医学の勉強は，医学論文が全てではありませんから．

> ### Message
> 医学論文を継続的に読むためには，医学論文を好きになる必要がある．
> 好きになれないのならば，強制的に読む必要はない．

## 本書に出てくる略語一覧

(アルファベット順)

| 略語 | 英語 | 日本語 |
| --- | --- | --- |
| ACOS | asthma-COPD overlap syndrome | ― |
| AFOP | acute fibrinous and organizing pneumonia | ― |
| AIP | acute interstitial pneumonia | 急性間質性肺炎 |
| BAC | bronchioloalveolar carcinoma | 気管支肺胞上皮がん |
| CEP | chronic eosinophilic pneumonia | 慢性好酸球性肺炎 |
| CHP | chronic hypersensitivity pneumonitis | 慢性過敏性肺炎 |
| cNSIP | cellular NSIP | ― |
| COP | cryptogenic organizing pneumonia | 特発性器質化肺炎 |
| DOE | dyspnea on exertion | 労作時呼吸困難感 |
| DPB | diffuse panbronchiolitis | びまん性汎細気管支炎 |
| DPI | dry powder inhaler | ドライパウダー吸入器 |
| fNSIP | fibrotic NSIP | ― |
| GGN | ground-glass nodule | スリガラス状結節影 |
| HDAC | histone deacetylase | ヒストン脱アセチル化酵素 |
| ICS | inhaled corticosteroid | 吸入ステロイド薬 |
| IIPs | idiopathic interstitial pneumonias | 特発性間質性肺炎 |
| IPF | idiopathic pulmonary fibrosis | 特発性肺線維症 |
| LABA | long-acting $\beta_2$-agonist | 長時間作用性 $\beta_2$ 刺激薬 |
| LTBI | latent tuberculous infection | 潜在性結核感染症 |
| NAEB | non asthmatic eosinophilic bronchitis | 非喘息性好酸球性気管支炎 |
| NRS | Numerical Rating Scale | 数値評価スケール |
| NSIP | nonspecific interstitial pneumonia | 非特異性間質性肺炎 |
| pMDI | pressurized metered dose inhaler | 加圧式定量噴霧式吸入器 |
| SABA | short-acting $\beta_2$-agonist | 短時間作用性 $\beta_2$ 刺激薬 |
| TS-CT | thin-section CT | 薄スライスCT検査 |
| UACS | upper airway cough syndrome | 上気道咳症候群 |
| VAS | Visual Analogue Scale | 視覚的評価スケール |

# 索 引

## 欧文・その他

β₂ 刺激薬　78

### A

ACOS(asthma-COPD overlap syndrome)　79, 93
acute on chronic　132
adventitious sounds　67
AFOP(acute fibrinous and organizing pneumonia)　153
agonal gasp　185
agonal respiration　185
AIP　137, 152
ARDS　151
ASCEND 試験　138

### B

BAC(bronchioloalveolar carcinoma)　36
BAT 試験　219
BLESS 試験　219
breath sounds　67
bronchorrhea　36

### C

CAPACITY 試験　137
CEP　133, 142, 164
Chang による基準，腫瘍熱の　62
CHP　68, 160
cNSIP(cellular NSIP)　160, 164
coarse crackles　69
cold Freon effect　101
consolidation　211
COP　134, 142, 153, 163
COPD　24, 39, 83, 115, 125
　── の ICS ステップダウン　108
　── の特徴　94
COPD 急性増悪　77, 110
cough　15
crackle　69
crazy-paving appearance　213
CRP　63

### D

DAD パターン　147
DOE(dyspnea on exertion)　8
DPB　35, 217
DPI　97, 99
dyspnea　3

### E

EBUS-TBNA　57
EGFR チロシンキナーゼ阻害薬　134
EMBRACE 試験　218
EP パターン　142

### F

FDG-PET 診断基準，じん肺患者への　223
fibrotic NSIP(fNSIP)　160
fine crackles　66
Fletcher-Hugh-Jones(ヒュー・ジョーンズ) 分類　2, 3

### G

GGN(ground-glass nodule)　213
ground-glass opacity　211

### H

HDAC　125
high dose corticosteroids　147
honeycomb lung　132, 214

### I

ICS　74, 87, 99, 125
　──，COPD に対する　115
　──，咳喘息に対する　27
　── のステップダウン　106
ICS/LABA　75, 116
ICS/LABA/LAMA　117
ICT　48
IIPs　68, 137, 143, 147
ill-defined　232
In-Check Dial　100
inconsistent with UIP パターン　158
IPF　40, 68, 132, 136, 146, 171, 177

249

## J・K

Johnson の分類　82
Kikuchi-Fujimoto disease　58
KL-6　168

## L

LABA　75, 88, 107, 116, 121
LABA/LAMA　117
LAMA　76, 116
LAMP 法　49
linear opacity　212
LTBI　205

## M

mandibular breathing　185
mMRC　3
MRC(British Medical Research Council)　3

## N

NAEB(non asthmatic eosinophilic bronchitis)　16, 22
negative photographic pulmonary edema sign　143
NIOX MINO®　79
non-productive cough　17
NRS(Numerical Rating Scale)　3
NSAIDs 過敏喘息　111
NSIP(非特異性間質性肺炎)　68, 132, 153, 159, 163
NSIP パターン　159, 210

## O

open-mouth breathing　185
OP パターン　142

## P

parenchymal band　212
part-solid nodule　227
PCR　49
PET 検査　57, 223
pMDI　97, 99
possible UIP パターン　158
preoptic anterior hypothalamus-poah　62

productive cough　17
pseudo-cough variant asthma　23
pulmonary adventitious sounds　67
pure GGN(pure ground-glass nodule)　227

## Q

QFT(クオンティフェロン)　57, 201
QFT 陽性，ステロイド投与前に　205

## R・S

reticular pattern　211
SABA　76, 87, 96
SAMA　76
SMART 療法　89
solid nodule　227
SP-A　171
SP-D　171
subpleural curvilinear shadow　213
surfactant protein　171
SUVmax　223

## T

T-SPOT　57
tree-in-bud pattern　214, 233
TS-CT　227

## U・V・W

UACS(upper airway cough syndrome)　16
UIP パターン　158
VAS(Visual Analogue Scale)　3
wheezes　18, 77

## 和文

### あ

アコレート®(ザフィルルカスト)　121
アザチオプリン(イムラン®)　165
アジスロマイシン　218
アスピリン喘息　111
アズマネックス® ツイストヘラー　89
アドエア®　107
アドナ®　45
アトピー咳嗽　17, 21

## あ

アドレナリン　112
アバスチン®（ベバシズマブ）　178
アリムタ®（ペメトレキセド）　177
亜急性過敏性肺炎　170, 233
悪性腫瘍　57, 142

## い

イソニアジド（イスコチン®）　207
イムラン®（アザチオプリン）　165
インチェックダイアル　100
インフェクションコントロールチーム（ICT）　48
医学論文　241
胃食道逆流症　14
息止め　97

## う

うっ血性心不全　68
薄スライスCT検査（TS-CT）　227

## え

エラスター針　196
エリスロマイシン　218
塩酸モルヒネ　30

## お

オノン®（プランルカスト）　121
オピオイド　8
オルベスコ®（シクレソニド）　88

## か

カルボプラチン　177
下顎呼吸　184
加圧式定量噴霧式吸入器（pMDI）　97, 99
過敏性肺炎　170
咳嗽　9, 14, 28
喀痰　17, 33
―― の抗酸菌検査　44, 47
活動性結核　203
間欠的抗菌薬点滴　218
間欠熱　63
間質性肺炎　66
間質性肺炎像　141
間質性肺疾患　130, 168
――, 二次性の　68
間接的評価　3
感染後咳嗽　15, 28
感染症の除外　62

## き

キプレス®（モンテルカスト）　121
気管支拡張症　19, 35, 43, 216
―― , 非囊胞性線維症の　218
気管支鏡　190
気管支鏡検査　44, 57, 133
気管支喘息　15, 23, 79, 90, 106, 120
―― の治療ステップ　91
―― の特徴　93
気管支肺胞上皮がん（浸潤性粘液腺がん）　36, 170, 213
気管支漏（ブロンコレア）　36
気胸, 気管支鏡後の　190
気道可逆性試験　20, 78
気道過敏性　17
気道分泌物　34
菊池病　58
喫煙　83
喫煙歴　17
吸入抗菌薬　217
吸入抗コリン薬　76
吸入ステロイド薬（ICS）　74, 87, 99, 125
―― , COPDに対する　115
―― , 咳喘息に対する　27
―― のステップダウン　106
吸入ステロイド薬／長時間作用性$\beta_2$刺激薬合剤　75
吸入短時間作用性$\beta_2$刺激薬（SABA）　76, 87, 96
吸入長時間作用性$\beta_2$刺激薬（LABA）　75, 88, 107, 116, 121
吸入薬の決定手順　103
急性間質性肺炎（AIP）　137, 152
急性冠症候群　79
急性呼吸促迫症候群　151
去痰薬　38
胸腔穿刺　198
胸腔ドレナージ　190, 194
胸水　194

胸水穿刺　197
強制呼気　18
境界不明瞭　232
禁煙　29, 84
　──, 肺がんが確定した後の　180

## く

クオンティフェロン（QFT）　57, 201
クスマウル呼吸　186
クラリスロマイシン　218

## け

血痰　43
結核　16, 47, 202, 206, 226
結核菌　44
結核性胸膜炎　201
結核性リンパ節炎　57
結節影　213

## こ

コールドフレオン現象　101
コデインリン酸（リンコデ）　29
コハク酸エステル型ステロイド　111
コリスチン　218
コンソリデーション（浸潤影）　211
コンプライアンス　87
ゴミ箱診断　23
呼気 NO 測定　24
呼吸音　67
呼吸苦　6
呼吸困難感　2, 6, 7
呼吸不全　52
個室隔離　48
光線過敏症, ピレスパ® による　139
抗酸菌検査, 喀痰の　44, 47
膠原病関連間質性肺疾患　134, 142
合剤　90
　──, COPD に対する　116
　── のステップダウン　107

## さ

サーファクタント特異的タンパク　171
サルコイドーシス　57, 160
ザフィルルカスト（アコレート®）　121

再膨張性肺水腫　196
細菌性肺炎　68, 142
在宅酸素療法　51
酸素療法　52

## し

シクレソニド（オルベスコ®）　88
シプロフロキサシン　217
シムビコート®　88
シングレア®（モンテルカスト）　121
じん肺　68, 221
市中肺炎　133, 226
死戦期呼吸　185
腫瘍熱　61
腫瘤影　213
修正 Borg スケール　3
修正 MRC 質問票　3
終末期　185
縦隔リンパ節　55
出血, 生検時の　224
小葉中心性の結節影・粒状影　232
小葉中心性分布　230
抄読会　241
上気道咳症候群　15
心原性肺水腫　134
心臓喘息　79
心不全　79
浸潤影（コンソリデーション）　211
浸潤性粘液腺がん（気管支肺胞上皮がん）
　　　　　　　　　　　　　　　36, 170, 213
人工呼吸器　149

## す

ステロイド　137, 148
　──, 間質性肺疾患における　163
　── の使用量　206
ステロイド治療
　──, CEP に対する　166
　──, COP に対する　164
　──, NSIP に対する　165
ステロイドパルス療法　150
　──, AIP に対する　152
　──, ARDS に対する　151
　──, IPF に対する　146

スペーサー　101
スリガラス影　131, 168, 210
　──，両肺の　151

## せ

生検　57
　──，じん肺の診断における　224
咳喘息　15, 21
石灰化，肺結節影の　222
線維化　131
線状影　212
潜在性結核感染症（LTBI）　205
全身性ステロイド　110
喘息発作　77, 96, 110

## そ

ソル・メドロール®（メチルプレドニゾロン）
　　　　　　　　　　　　　　111, 147
粟粒結核　234

## た

多発結節影　231
　──の鑑別チャート　234
体温調節中枢　62
脱気　191
短時間作用性β₂刺激薬（SABA）　76, 87, 96

## ち

治療ステップ，気管支喘息の　91
長時間作用性β₂刺激薬（LABA）
　　　　　　　　75, 88, 107, 116, 121
聴診　18
直接的評価　3
鎮咳薬　29

## て

テオフィリン　121
　──，COPDにおける　124
テオフィリン中毒　127
デカドロン®　112
デキストロメトルファン（メジコン®）　30
転移性肺腫瘍　234

## と

トービイ®　217
トブラシン®　217
トブラマイシン吸入療法　217
トランサミン®　45
トリプルキナーゼ阻害薬　139
トリプル吸入療法　117
ドライパウダー吸入器（DPI）　97, 99
特発性間質性肺炎（IIPs）　68, 137, 143, 147
特発性器質化肺炎（COP）　134, 142, 153, 163
特発性肺線維症（IPF）
　　　　　　40, 68, 132, 136, 146, 171, 177

## な・に

ナイキサン®テスト　63
ニューモシスチス肺炎　69
ニンテダニブ　139
二次小葉　231

## ね・の

ネブライザー　97
捻髪音　67
膿胸　196

## は

ハイドロコートン®　112
バイタルサイン　18
パクリタキセル　177
肺がん　36, 44, 180, 222, 226
　──におけるKL-6　170
肺結核　233
　──の診断　228
肺性心　126
肺腺がん　176
肺胞蛋白症　36
発熱性好中球減少症　62

## ひ

ヒストン脱アセチル化酵素（HDAC）　125
ヒュー・ジョーンズ分類　2, 3
ビソルボン®　40
ピークフロー　79
ピルフェニドン（ピレスパ®）　137

びまん性スリガラス影　131
　——，両肺の　150
びまん性肺胞出血　142
びまん性肺胞傷害パターン　147
びまん性汎細気管支炎（DPB）　35, 217
非結核性抗酸菌症　44, 48
非小細胞肺がん　177
非じん肺　221
非喘息性好酸球性気管支炎（NAEB）　16, 22
非特異性間質性肺炎（NSIP）
　　　　68, 132, 153, 159, 163
非嚢胞性線維症　218
鼻咽頭の診察　18
百日咳　16

## ふ

フルタイド® ディスカス　89
ブロチン®　42
ブロンコレア（気管支漏）　36
プラセボ効果　24
プランルカスト（オノン®）　121
プレドニゾロン（プレドニン®）　111
プロカルシトニン　63
副雑音　67
副鼻腔気管支症候群　18

## へ

ベバシズマブ（アバスチン®）　178
ペメトレキセド（アリムタ®）　177

## ほ

放射線肺炎　63
蜂巣肺　132, 214

## ま

マイコプラズマ肺炎　16
マクロライド　218
慢性咳嗽　14

慢性過敏性肺炎（CHP）　68, 160
慢性間質性肺疾患　67, 157
慢性好酸球性肺炎（CEP）　133, 142, 164
慢性副鼻腔炎　18

## む

ムコソルバン®　39
ムコダイン®　39
ムコフィリン®　39

## め

メジコン®（デキストロメトルファン）　30
メチルプレドニゾロン（ソル・メドロール®）
　　　　111, 147
免疫抑制剤　137

## も

モルヒネ　8
モンテルカスト（シングレア®，キプレス®）　121
網状影　210

## や・ら

薬剤性肺障害　142
ラ音　67
ランダム分布　230

## り

リファンピシン　208
リンコデ（コデインリン酸）　29
リン酸エステル型ステロイド　112
リンデロン®　110, 112
リンパ管周囲性分布　231
緑膿菌　216
緑膿菌性肺炎　217

## れ・ろ

レルベア®　88
ロイコトリエン拮抗薬　120